DE
L'ALIMENTATION VÉGÉTARIENNE
EXCLUSIVE OU PRÉPONDÉRANTE
DANS SES RAPPORTS
AVEC L'ÉTAT DE SANTÉ ET DE MALADIE

PAR

ABBAS HELMY
DOCTEUR EN MÉDECINE
EX-AIDE DE MÉDECINE OPÉRATOIRE
(Concours de 1883-84)
EX-INTERNE HONORAIRE DES HÔPITAUX DE MARSEILLE
(Concours de 1884-85)

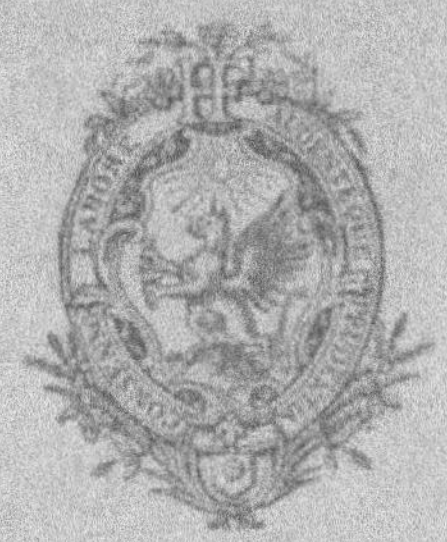

MONTPELLIER
IMPRIMERIE CENTRALE DU MIDI
(Hamelin Frères)

1887

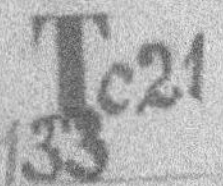

DE
L'ALIMENTATION VÉGÉTARIENNE
EXCLUSIVE OU PRÉPONDÉRANTE

DANS SES RAPPORTS

AVEC L'ÉTAT DE SANTÉ ET DE MALADIE

PAR

ABBAS HELMY
DOCTEUR EN MÉDECINE
EX-AIDE DE MÉDECINE OPÉRATOIRE
(Concours de 1883-84)
EX-INTERNE HONORAIRE DES HÔPITAUX DE MARSEILLE
(Concours de 1884-85)

MONTPELLIER
IMPRIMERIE CENTRALE DU MIDI
(Hamelin Frères)

1887

A MES PARENTS

A MA FEMME

A MA BELLE-MÈRE ET A MON BEAU-FRÈRE

ABBAS HELMY.

A MONSIEUR ARTIN PACHA

SOUS-SECRÉTAIRE D'ÉTAT AU MINISTÈRE DE L'INSTRUCTION PUBLIQUE

Dont la justice et la bienveillance m'ont permis de couronner mes études médicales et de pouvoir rendre à mon pays, quand il les réclamera, les services les plus dévoués.

A MONSIEUR MOUGEL BEY

DIRECTEUR DE LA MISSION SCOLAIRE ÉGYPTIENNE EN FRANCE

Témoignage de ma profonde reconnaissance.

ABBAS HELMY.

A MON PRÉSIDENT DE THÈSE

MONSIEUR LE PROFESSEUR BERTIN

A L'ÉGYPTE

A MES PROFESSEURS

DE L'ÉCOLE DE MÉDECINE DU CAIRE

A MES SAVANTS MAITRES

DE LA FACULTÉ DE MÉDECINE DE MONTPELLIER

Reconnaissance éternelle.

A MONSIEUR COUSTAN

MÉDECIN-MAJOR DE 1re CLASSE, MÉDECIN DES HÔPITAUX MILITAIRES
CHEF DE SERVICE AU 122e D'INFANTERIE

Remerciements sincères pour ses bons conseils.

A MONSIEUR BIMAR

PROFESSEUR AGRÉGÉ A LA FACULTÉ DE MÉDECINE DE MONTPELLIER

Je n'oublierai jamais ce que vous avez fait pour moi.

ABBAS HELMY.

A TOUS MES AMIS

ABBAS HELMY.

INTRODUCTION

Depuis quelques années, il est beaucoup question, dans diverses contrées de l'Europe, et surtout en Angleterre, de *végétarisme* et de *végétariens*.

Le fait de savoir si l'on peut vivre d'un régime excluant absolument la viande a été suffisamment tranché, surtout en Angleterre, où les adeptes de cette alimentation ont apporté à la pratique de leurs idées la ténacité, je dirai même la ferveur, des sectes religieuses.

De l'autre côté de la Manche, ce ne sont que meetings, conférences, discours en chaire, journaux spéciaux, établissements végétariens (*Vegetarian dining Rooms, Vegetarian Homes*).

Plus de 4,000 membres font partie de la Société végétarienne de la Grande-Bretagne, fondée en 1847, et dont le siége est à Manchester.

En France, en Allemagne, en Suisse, les convictions sont chaleureuses; beaucoup de personnes cependant, sans se faire inscrire sur les registres d'aucune Société particulière, pratiquent le végétarisme, soit exclusif, soit partiel: les unes par besoin, les autres par goût; celles-ci pour obéir à la règle d'une communauté, celles-là par curiosité, avec une pointe de scepticisme.

Né et élevé en Égypte, dans un pays où les derniers khédives qui se sont succédé depuis Mehemet-Ali ont fait entrer la civilisation à plein foyer, où la nourriture animale n'est pas chère, je puis affirmer que le plus grand nombre des travailleurs aurait les moyens de vivre d'un régime animal ou mixte. Mais il n'en est pas ainsi, et la plupart de mes compatriotes ne font usage de viande que d'une façon exceptionnelle.

C'est pourquoi j'ai voulu apporter ma part de contribution exotique à l'histoire du végétarisme, espérant que la bienveillance de mes savants Maîtres ne me gardera pas rigueur de mon inexpérience et peut-être des affirmations un peu téméraires qu'ils trouveront dans ce travail.

Par ces temps d'expériences extraordinaires et de résultats merveilleux, où l'on voit d'héroïques fous rester trente ou quarante jours sans manger, on peut se demander avec raison, comme on le fait pour les résultats de la suggestion par hypnotisme, si la chimie biologique comme l'anatomie physiologique ont dit leur dernier mot. Quoi qu'il en soit, quand les faits que nous venons de citer ne serviraient qu'à montrer aux déshérités de ce monde et aux trembleurs qu'on peut parfaitement rester, à l'état de santé, quelques jours sans manger, et vivre longtemps en ne consommant que fort peu de viande, nous osons espérer que notre travail, qui résume tous les faits scientifiques ayant trait à ce sujet, en y ajoutant des aperçus nouveaux, ne sera pas dénué d'intérêt.

DE

L'ALIMENTATION VÉGÉTARIENNE

EXCLUSIVE OU PRÉPONDÉRANTE

DANS SES RAPPORTS

AVEC L'ÉTAT DE SANTÉ OU DE MALADIE

CHAPITRE PREMIER

Historique. — État de la question. — Documents des philosophes et des savants en faveur du végétarisme.

A toutes les époques, des philosophes ou des savants se sont occupés de « l'obtention et de la préservation de la santé par le renoncement à la nourriture animale. » Les anciens prétendaient que le végétarisme est basé sur les lois de la nature; qu'il est le résultat de ce qu'il y a de plus fondamental dans ces lois; qu'il fait vivre ses disciples en accord avec elles. Tels ont été Daniel, Pythagore, Socrate, Platon, Sénèque, Épicure, Plutarque, saint Jean, Tertullien, Clément d'Alexandrie, l'empereur Julien, etc.; et, à une époque plus rapprochée de nous, Milton, Newton, Swedenborg, Franklin, Rousseau, Wesley, Howard, Peyronnet-Thompson, Lamartine, Gleizès, Shelley, Michelet, Struve et plusieurs autres hommes illustres.

Dans un autre ordres d'idées, Moïse, Mohamed ont limité les espèces de viandes comestibles pour leurs coreligionnaires; enfin l'institution des jours maigres de chaque semaine, de l'abstinence, du jeûne et du carême, dans la religion catholique, répond certainement à un ordre d'idées hygiéniques très rationnelles, ayant pour but de varier le régime alimentaire. —(Nous ne parlons pas des congrégations religieuses qui font une règle unique de l'alimentation végétale, en manière de mortification.)—Si nous consultons les naturalistes, les chimistes, les physiciens, à partir de l'époque où ils furent vraiment des savants, nous voyons les noms les plus illustres prêter leur appui indirect à la doctrine végétarienne; ce sont: Gassendi, Ray, Cheyne, Linné, Halley, Daubenton, Hufeland, Cuvier, Chadwick, Liebig, Owen, Lawrence, Lyon-Playfair, Carpenter, etc.

Actuellement, des recherches, des expériences se font en tous lieux sur le pain et sur la panification, sur la chimie des aliments liquides et solides, sur les résultats économiques de l'agriculture, sur l'élevage des bestiaux dans ses rapports avec l'approvisionnement des nations, sur l'*agariculture* (1) (ou l'art de cultiver des champignons comestibles), pour la nourriture des villes et des forteresses assiégées; sur la densité beaucoup trop grande des populations de certains pays, proportionnellement à la consommation de viande qu'on y fait.

(1) Méthode pour cultiver l'*Edulis candidus Agaricus* de Linné, par M. Heissen (Bruxelles, 1879).

Il n'est donc pas étonnant que des personnages éminents dans toutes les branches du savoir humain combattent l'*omnivorisme*, à des points de vue différents. De là à déclarer que les végétariens sont moins sujets aux maladies, il n'y a qu'un pas.

Aussi n'est-il pas étonnant de les voir déjà se préoccuper d'un codex pharmaceutique spécial, la thérapeutique des omnivores étant, à leur avis, trop active pour des végétariens (1).

Les arguments des végétariens sont très-nombreux ; ils sont tirés de la structure anatomique de l'homme, de la physiologie, de la chimie, de l'économie, de l'agriculture, de la psychologie, de l'esthétique, de l'histoire, de l'expérience, de la genèse, etc., etc...

Pour conserver à ce travail un caractère purement scientifique et médical, nous ne nous étendrons que sur les trois premiers ordres de ces arguments. Mais, avant d'entrer dans le domaine médical, il s'agit de s'entendre sur le sens des mots *Végétarisme*, *Végétarien*.

D'après le Dictionnaire impérial anglais (John Ogilvie et Charles Amadale), *Végétarien* signifie « celui qui s'abstient de nourriture animale et vit exclusivement de végétaux, œufs, lait, etc. Le strict végétarien se contente de végétaux et de farineux, et ne consomme ni beurre, ni œufs, ni lait. »

Le végétarisme ou végétarianisme est la pratique et la théorie des végétariens. Ces mots sont inconnus à Heyse (*Fremdworterbuch*, Hannover, 1859).

Daniel Sanders définit le végétarien : « celui qui se nourrit seulement de végétaux. »

Pour Littré (*Dictionnaire de la langue française*, supplément, 1877), c'est « l'alimentation par les végétaux. »

(1) M. de Colleville, *de la Nourriture au point de vue de l'économie publique et privée* (Congrès sanitaire de Brighton, 1883).

L. Hermann : « Les mêmes aliments que nous, carnassiers, nous tirons de la viande, le végétarien, secte plus religieuse que scientifique, les tire de ses choux. » (Le *Muscle, in* Biblioth. univ. et Rev. suisse, juin 1875.)

Pour nous, le végétarien, qu'on l'appelle botanophagiste, phytophagiste ou céréalien, est celui qui fait prédominer l'alimentation végétale dans sa nourriture, qui se nourrit aussi de lait, de beurre, de fromage, d'œufs, et qui se contente d'une quantité minime de viande, à certains jours.

Plutarque, dans son *Essai sur la nourriture animale*, citant avec admiration Pythagore, qui fut un des premiers végétariens, disait « que sa conduite avait la sanction de la nature; car l'homme n'est pas carnivore, comme le prouve la forme extérieure de son corps, qui ne ressemble à aucun animal carnassier : il n'a ni bec, ni serre, ni griffes, ni dents acérées, ni pouvoir digestif considérable de l'estomac, qui lui permettent de mâcher et de s'assimiler la viande crue, dure et grossière. Au contraire, par la finesse de ses dents, la petite capacité de sa bouche, la souplesse de sa langue, la paresse de son appareil digestif, la nature lui défend formellement de se nourrir de viande. » — En vérité, dit-il, n'est-ce pas transformer complétement la viande que nous mangeons que de la faire bouillir, rôtir, et l'entourer de sauces et d'épices les plus compliquées et les plus variées ?

Un Spartiate réprimandait un jour son cuisinier, à qui il avait envoyé un poisson qu'il venait d'acheter. — Comme ce cuisinier lui demandait du beurre, de l'huile d'olive et du vinaigre pour le préparer, il lui répondit : « Hé quoi ! si j'avais eu toutes ces choses, je n'aurais pas eu besoin d'acheter le poisson. »

Plutarque pensait encore que la nourriture animale épaissit l'intelligence, engorgeant les vaisseaux outre mesure : « Pour ne pas encourir les ressentiments des athlètes, disait-il, je prendrai des exemples à côté de nous : les beaux esprits d'Athènes ne nous traitent-ils pas nous, Béotiens, de stupides, de lourdauds, de pourceaux, à cause de notre nourriture animale grossière? » Ménandre nous appelle le « peuple-mâchoire. » Enfin Pindare estime que « l'esprit est peu de chose pour nous » (*loco citato*).

Si nous quittons l'antiquité et ses documents platoniques pour consulter les savants d'une époque plus rapprochée, nous réunirons les opinions suivantes favorables au végétarisme.

Professeur OWEN (1). — Les singes, dont l'homme se rapproche par ses dents, se nourrissent de fruits, grains, amandes, noix, etc., et autres végétaux dans lesquels sont contenus les éléments les plus nutritifs et les plus sapides du règne végétal. La ressemblance étroite entre la dentition de l'homme et celle des quadrumanes montre que le premier était, à l'origine, constitué pour manger les fruits des arbres des jardins. (*Odontographie*, p. 471.)

Baron CUVIER. — La nourriture naturelle de l'homme, à en juger par sa structure, semble consister principalement en fruits, racines et autres parties succulentes des végétaux. (*Règne végétal*, p. 46.)

DAUBENTON.— Il est ainsi très-probable que l'homme, dans l'état de simple nature, vivant dans une société restreinte et sous un climat d'origine — où la terre demande peu de culture pour produire ses fruits, — doit subsister à l'aide des pro-

(1) En citant des auteurs qui tirent de quelques analogies anatomiques entre le singe et l'homme des conclusions relatives au régime alimentaire de l'homme à son origine, nous n'avons pas l'intention de nous associer à leurs déductions, — et nous ne les citons que pour mémoire, désirant montrer le pour et le contre de la thèse que nous soutenons.

duits de la terre, sans chercher à faire sa proie des animaux. (*Observations sur l'indigestion.*)

GASSENDI. — « C'est pourquoi, je le répète, d'après la constitution première de notre organisation, les dents étaient destinées à la mastication, non de la viande, mais des fruits. » (*Œuvres*, vol. X, p. 20.)

LINNÉ. — Cette nourriture spéciale (fruits) est celle qui convient le mieux à l'homme ; ce que démontre, d'ailleurs, la série des quadrupèdes. (*Linnæi Amœnitates academicæ*, vol. X, p. 8.)

Sir HENRY THOMPSON, J. R. C. S. — Le végétarien pur et simple peut retirer de sa nourriture tous les principes nécessaires pour la croissance et l'entretien de son corps, aussi bien que pour la production de chaleur et de force.... On doit admettre, comme un fait incontestable, que certaines personnes sont plus fortes et mieux portantes en vivant principalement ou tout à fait de végétaux.

Nous avons déjà vu, non-seulement que tout ce qui est nécessaire au corps humain peut être exclusivement fourni par le règne végétal, mais encore, comme arguments et faits, que la population du globe est en grande partie sustentée par des produits végétaux.

Entre le quarantième et environ le soixantième degré de latitude, nous trouvons de nombreuses populations de belle race, passant pour être les meilleurs travailleurs du monde, et qui n'ont pour toute nourriture que des céréales et des légumes, avec du lait (fromage et beurre), (in *Food and Feeding*; Londres, 1884).

Dr CARPENTER. — Il est d'une complète et irréprochable évidence que là où l'on ne fait entrer dans l'alimentation habituelle ni le lait, ni aucune de ses préparations, un régime consistant en pain, fruits et herbes, est tout à fait en rapport avec les besoins d'une population vivant d'un travail sévère et soutenu.

Professeur Lawrence. — Les dents d'un homme n'ont pas la moindre ressemblance avec celles des animaux carnivores, excepté que leur émail est confiné à la surface externe. Il possède, en vérité, des dents appelées « canines »; mais elles ne dépassent pas le niveau des autres et sont évidemment impropres à l'œuvre que remplissent les dents correspondantes chez les carnassiers. . . . Ainsi, soit que nous considérions les dents et les mâchoires, soit que nous ayons égard aux organes immédiats de la digestion, la structure humaine ressemble tout à fait à celle du singe, et ceux-ci, à l'état naturel, sont complétement herbivores, frugivores. (*Lectures on physiology*, p. 189-191.)

Bell. — Ce n'est pas, je pense, aller trop loin de dire que tous les faits qui concernent l'organisation humaine tendent à prouver que l'homme était originellement formé pour être un animal frugivore. . . Cette opinion dérive principalement de la texture de ses dents, de la structure de ses organes digestifs, aussi bien que du caractère de sa peau et de la structure générale de ses membres. (*Anatomie, physiologie et maladies des dents.*)

Haller. — Cette nourriture que j'ai décrite jusqu'ici, et dans laquelle la viande n'entre pour rien, est salutaire; de sorte qu'elle nourrit pleinement un homme, prolonge la vie jusqu'à une période avancée et prévient ou guérit des maladies qui sont attribuables à l'âcreté ou à l'épaississement du sang. (*Éléments de physiologie*, vol. VI, p. 199.)

Hufeland. — Plus l'homme se rapproche de la nature et obéit à ses lois, plus longtemps il doit vivre . . . Les chances de plus grande longévité se trouvent parmi les hommes qui, depuis leur jeunesse, vivent principalement de végétaux, et qui peut-être n'ont jamais mangé de viande.

Moleschott. — Les légumes sont supérieurs à la viande par l'abondance des matériaux solides qu'ils contiennent; et, tandis que le chiffre des substances albumineuses peut surpasser celui que contient la viande de moitié, les matériaux constituants de la graisse et les sels s'y trouvent aussi en plus grande abondance.

Liebig. — Les grains et les autres végétaux nutritifs non-seulement nous fournissent avec l'amidon, le sucre et la gomme, le carbone qui protége nos organes contre l'action de l'oxygène, et produit dans l'organisme la chaleur qui est essentielle à la vie; mais ils forment aussi la fibrine végétale, albumine et caséine, éléments de notre sang par lesquels les autres parties de notre corps se développent. La fibrine végétale et la fibrine animale, l'albumine végétale et l'albumine animale, diffèrent à peine dans la forme, et, lorsqu'elles sont présentes, l'animal herbivore tire de sa nourriture les mêmes principes de la présence desquels dépend entièrement la nutrition des carnivores.

Dr Carpenter. —Nous concédons loyalement aux avocats du végétarisme que, en ce qui concerne l'*endurance pour le travail physique*, nous avons assez de preuves des conditions suffisantes que présente ce qui est communément appelé le régime végétal, c'est-à-dire l'abstinence de viande, pour réunir les substances . . . . . Nous inclinons donc à penser qu'un régime purement végétal, s'il contient une proportion suffisante de matières oléagineuses, est capable de maintenir la puissance physique du corps à sa plus grande élévation naturelle, même sous l'influence de l'exposition à un froid extrême.

Pouchet. — Il a été dit avec raison que l'homme est frugivore, car les détails de son canal intestinal, et par-dessus tout sa dentition, prouvent cela de la manière la plus décisive. (*Pluralité de la race humaine*, p. 39.)

Dr Lyon-Playfair, C. B. — Le cheval doit au régime végétal sa capacité de travail; l'homme la doit à un régime animal mitigé. Toutefois un tel régime n'est pas essentiel à l'homme. Les mineurs du Chili, qui travaillent comme des chevaux, vivent presque comme eux; car deux pains le matin, des fèves bouillies dans le jour et des grains rôtis le soir, constituent, selon Darwin, leur nouriture habituelle (1).

Le plus grand nombre des auteurs que nous venons de citer a une notoriété scientifique considérable; ce ne sont ni des sectaires, ni des rêveurs. Il faut donc tenir compte de leurs opinions, ou tout au moins les discuter; car la plupart de leurs affirmations, si elles ne sont pas scientifiquement vraies, sont au moins vraisemblables.

(1) *The Ethics of diet*, par Howard Williams, M. A. (Superior edition, London, 1883).

CHAPITRE II

Répartition géographique et ethnographique des végétariens. — Du végétarisme dans ses rapports avec la profession et la dépense de force.

Le docteur Coustan a publié, en 1885, dans la *Revue sanitaire de Bordeaux et du Sud-Ouest* (nº 38), une étude d'hygiène alimentaire ayant pour titre *le Végétarisme et la fièvre typhoïde*, auquel nous nous permettrons de faire quelques emprunts. Ce travail avait été précédé d'une très-intéressante étude (*Gazette hebdomadaire des sciences médicales* de Montpellier, 15 avril 1885), dans laquelle on rendait compte de la thèse de Mme Algernon-Kingsford sur les bienfaits du végétarisme (1881).

Jetons un coup d'œil d'ensemble sur le monde que nous habitons, et étudions de quelle manière vivent les populations qui habitent sous toutes les latitudes.

Autour de nous, nous voyons d'abord les paysans de l'Auvergne, des Cévennes, des Alpes, se nourrir presque exclusivement, surtout dans les grandes altitudes, de légumes, de féculents, de laitage. Ils élèvent du bétail, mais c'est pour le vendre aux gens de la plaine ou pour s'en servir comme animaux de trait. Un porc dépecé à la Noël leur fournit le plat de viande du dimanche. Et chacun sait quelle est la vigueur de ces montagnards, soit dans l'armée, soit dans la vie civile, où, associés en tribus, ils viennent nous prêter le secours de leurs muscles en qualité de commissionnaires, cireurs, déménageurs, porteurs d'eau, charbonniers, etc., etc.

Parmi les peuples de l'Europe, nous rencontrons les Espagnols (surtout ceux du littoral), qui vivent dans un état de sobriété exemplaire vis-à-vis du régime animal.

Les Italiens (principalement en Lombardie) vivent presque exclusivement de riz, leur principale culture.

Le professeur Forbes a démontré, à la suite d'expériences comparatives sur les Anglais qui se nourrissent de viandes, les Écossais qui se nourrissent de soupes (maigres), les Irlandais qui se nourrissent de pommes de terre et de pain, que ces deux derniers peuples sont supérieurs en taille, en poids et en force, aux Anglais.

Les Lapons, Esquimaux, Samoyèdes, vivant de viandes, graisses et huiles, sont maigres et chétifs ; tandis que les Finlandais, qui habitent le même climat et vivent surtout des produits du sol, sont d'une race aussi belle que les Suédois et les Norwégiens, c'est-à-dire grands et forts.

Dans les Tatras, montagnes de la Galicie, on rencontre une population de 2 à 300,000 âmes qui vit absolument d'avoine. L'eau est leur seule boisson. La race entière est douée d'une vigueur et d'une énergie peu communes. Le type est pur, la santé parfaite, et tous vivent aisés et tranquilles.

Les Russes sont remarquables par leur vigueur; dans le Nord, dit Husson (de Toul), ils mangent du cash (gruau de sarrasin); dans le Sud, des melons d'eau.

Enfin, si nous jetons un coup d'œil rétrospectif sur les habitudes alimentaires des peuples anciens de l'Europe, nous savons que les Spartiates, qui, pour la force musculaire, l'énergie physique et l'endurance aux fatigues, n'eurent pas d'égaux dans l'histoire des nations, furent des végétariens, aussi bien que les armées de la Grèce et de Rome aux temps de leurs conquêtes; et, lorsqu'ils cessèrent de vivre de cette façon, ils commencèrent à déchoir, au dire des historiens de l'époque.

De même la nourriture était végétarienne à l'époque des fameux Jeux publics de la Grèce, où la force musculaire se manifestait sous les formes les plus variées.

Mais, lorsque la nourriture par la viande fut adoptée dans la suite, ceux qui avaient jusqu'alors joui d'une constitution athlétique devinrent lourds et maladroits (*stupid*).

Passons sur le continent africain. Nous y trouverons, au nombre des végétariens par nécessité, les Arabes, ce grand peuple qui, lorsqu'il part en guerre, emporte, comme provision de bouche de chaque combattant, un volume dérisoire de féculents, sucre et dattes, ou autres produits du règne végétal, qui les sustente pendant huit jours, alors qu'un Européen n'aurait pas de quoi s'en nourrir pendant vingt-quatre heures. C'est avec une pareille alimentation que les soldats du mahdi soudanien ont tenu tête, pendant de longs mois d'été, à armes inégales, aux soldats anglais, aussi courageux que bien approvisionnés de viande, de bière et d'alcool, par leurs services administratifs.

En Égypte, nos soldats ne reçoivent de la viande qu'à certains jours déterminés de la semaine ; et les travailleurs de la campagne (fellahs) n'en mangent qu'aux jours de fête ou lorsqu'ils sont malades. Cela ne les empêche pas de se livrer à des travaux de culture ou de fabrique très-fatigants ; les rudes travaux de terrassement qu'a nécessités le canal de Suez ont été exécutés en grande partie par les Égyptiens. Ils se sont montrés ainsi les dignes continuateurs de ces vigoureux travailleurs, leurs prédécesseurs dans le pays, qui, sous le règne des Pharaons, édifièrent les immenses monuments de Karnak, de Louqsor, de Gournah, de Médinet-Habon, le grand temple de l'île de Philé, le Rhamséseum, les hypogées ; creusèrent le lac Mœris, construisirent les chaussées, les digues, les canaux pour contenir et diriger les eaux du Nil ; enfin les Pyramides. Cent mille hommes, au dire d'Hérodote, furent employés à la construction de la plus haute (142 mètres de hauteur sur 233 de longueur à la base). Avec les pierres de ce monument, on pourrait faire un mur haut de six pieds et long de mille lieues (Duruy) (1). Tous ces travaux furent effectués par eux, en transportant à de longues distances d'énormes blocs de granit, sans autre secours que leur force musculaire.

Cependant, lorsqu'une razzia (2) est opérée sur une tribu, lorsqu'un bœuf de labour va mourir, on voit les indigènes se partager le bétail et se livrer à de véritables orgies de viande, qui, d'habitude, sont l'origine de graves indigestions.

En résumé, je diviserai les Égyptiens en habitants des villes et habitants des campagnes. L'habitant des villes comprend trois classes : la classe riche, la classe aisée et la classe ouvrière.

La table de la classe riche se compose de huit à douze plats, quelquefois plus. Sur ce nombre, les trois quarts sont des légumes. Le dernier plat est le riz ; celui qui termine son repas sans riz considère qu'il n'a pas bien dîné.

En général, tous les légumes d'Égypte et autres pays figurent presque tous les jours à notre table.

La classe aisée vit comme la classe riche, avec cette différence que les tables sont moins chargées de mets.

Dans la classe ouvrière, une famille de quatre à cinq personnes se contente, à de rares intervalles, d'une livre de viande pour toute la journée. L'ouvrier réclame surtout du pain et si, par hasard, vous passiez le matin devant un groupe d'ouvriers attendant que l'entrepreneur leur distribue le travail,

(1) *Histoire ancienne des peuples de l'Orient.*

(2) *Razzia*, terme arabe qui signifie : capture des troupeaux, des biens, des récoltes, etc.

vous les verriez tous assis devant un grand plat de fèves cuites au four (*foul-medams*), et, sur les genoux, un mouchoir enveloppant du pain. A l'heure de midi, ils quittent le travail et mangent, soit du fromage, soit une salade, soit du lait très-salé (*mech*); quelquefois ils se contentent de pain avec du sel en poudre ou un oignon. Enfin, au repas du soir, des légumes cuits et du pain.

Il ne faudrait pas croire que ces ouvriers ne travaillent pas; ils se livrent à des travaux plus durs que ceux d'Europe et, en tout cas, plus longtemps que les Européens. On compte parmi eux des menuisiers, des maçons, des forgerons, etc., en un mot des représentants de tous les métiers les plus pénibles.

Si nous nous transportons en Asie et dans les grandes îles de l'océan Indien (Madagascar, Zanzibar, etc., etc.), nous rencontrons des populations entières qui se nourrissent exclusivement de végétaux, de riz surtout: les Malgaches, les Howas, les Indous, les Malais, les Annamites, les Chinois et les créoles des colonies africaines et asiatiques, sont dans ce cas.

Bien plus, des Européens habitant depuis longtemps les colonies s'habituent très-facilement au régime oryzé; ils abandonnent même complétement l'usage du pain.

En définitive, une grande erreur, trop généralisée, est de croire que les végétariens, et en première ligne les oryzophages (mangeurs de riz), ne peuvent supporter ce régime qu'à la condition d'être *de race noire, de travailler peu, de vivre dans les pays chauds et de consommer des quantités énormes de végétaux.*

Première réfutation. — On trouve des végétariens dans toutes les races: race nègre ou *éthiopique* (habitants du Mozambique, de l'Abyssinie, etc.), race jaune ou *mongolique* (rameau sinèque, Chinois, Indo-Chinois, Annamites, Thibétains, etc.); dans les *grandes races mixtes se rattachant au tronc jaune* (Japonais, Coréens, Malaco-Polynésiens, Howas, Malais, etc.); dans les *races blanches pures ou regardées comme telles* (les Miaos, les Aïnos, les Indo-Iraniens [Aryas]).

Deuxième réfutation. — Les végétariens ne sont pas localisés dans les pays chauds. Sans tenir compte des nombreux adeptes de ce régime, qui, depuis quelques années, ont constitué une sérieuse collectivité en Angleterre et en Allemagne, nous pouvons, d'après ce qui précède, nous rendre compte que, depuis les Alpes jusqu'aux extrêmes limites de la Chine septentrionale et jusqu'à une latitude australe passant par le cap de Bonne-Espérance, on rencontre d'immenses contrées habitées par des végétariens.

Troisième réfutation.— Quant à la question de rendement de travail, il s'agit de montrer que l'activité du mouvement de composition et de décomposition organique, c'est-à-dire les pertes à réparer, ne sont pas moins grandes dans les pays que nous venons de citer qu'en Europe. Ainsi les coolies chinois ou annamites, que l'on emploie comme chauffeurs sur les vapeurs de la mer Rouge par des températures auxquelles ne résistent pas les Européens, supportent des fatigues excessives. Dans les sucreries ou distilleries coloniales, les nègres sont soumis à des travaux plus pénibles encore que ceux des champs.

On connaît par les récits des voyageurs la stature athlétique et la vigueur extrême des Mandchous, réguliers de l'armée chinoise, qui ne vivent que de riz.

J'ai déjà dit quels genres de travaux exécutaient nos artisans égyptiens.

On sait en France quel est le degré de résistance aux fatigues des Arabes nomades qui ne vivent que de végétaux.

En France, en Pologne, en Suisse, en Hongrie, en Russie, les paysans; à Smyrne, les porteurs; à Constantinople, les bateliers et les porteurs d'eau; dans l'Amérique du Sud, les mineurs; en Espagne, les muletiers; à Madagascar, au Maroc, les coureurs, gens végétariens, sont les plus vigoureux (1).

Un correspondant du *Times*, décrivant récemment (18 septembre 1885) la nourriture des trappistes du Mont-Melleray (Irlande), disait : « Si les bons Pères ouvrent leur maison à tous les voyageurs, leur propre nourriture est des plus frugales; elle se compose exclusivement de pain, de lait et de légumes; le beurre et les œufs sont seulement permis aux vieillards et aux malades. Les règles de l'ordre sont terriblement austères, et il est difficile de comprendre comment des hommes peuvent ainsi se livrer tous les jours aux pénibles travaux des champs. » Il en est de même pour la plupart des montagnards de l'Europe.

Quatrième réfutation. — Le tableau suivant résulte des données classiques de Payen, Boussingault et autres chimistes illustres, ainsi que des faits rapportés par le docteur Coustan :

(1) Rappelons encore les *footmen* d'Angleterre, le *betto* infatigable du Japon, le *saïs* d'Égypte, qui précède les voitures; le *coulré kara* de l'Inde, qui fait aisément 14 kilom. à l'heure; enfin les *rekkas* d'Algérie, qui portent les messages toujours courant, ne mangeant en route que quelques dattes et ne buvant que de l'eau..... Tous ou presque tous sont végétariens.

TABLEAU DES RATIONS QUOTIDIENNES (EN POIDS)

Attribuées à diverses catégories de travailleurs

Soldat français.........	En paix	1 kil. 430	Pain, viande, légumes.
Marin id.	A bord	1 kil. 978	Pain, légumes, viande, fromage, biscuit, etc.
Paysan de Vaucluse.....	Fermier	1 kil. 972	Pain, légumes, lard, huile, etc.
Ouvrier lombard........	»	3 kil. 550	Maïs, fromage, piquette, etc.
Id. irlandais.......	»	6 kil. 815	Pommes de terre, lait, bière, ect.
Coolie indien ou africain..................	Colonies françaises	1 kil. 009	Riz, poissons salés, légumes secs, etc.
Maçon de Shang-Haï.....	8 h. de travail	1 kil. 230	Riz, poissons salés, légumes frais, etc.
Maçon de Pékin.........	9 h. de travail	1 k. 200 environ	Maïs, froment, millet, légumes secs, *1 livre de viande par mois.*
Maçon de Hang-Kéou....	12 h. de travail	1 kil. 210	Poisson salé, légumes frais, riz, *plus 1 livre de porc par mois*
Laboureur de la Corrèze.	»	2 kil. 068	Pain, légumes, châtaignes, viande et lait.
Paysan du Con de Vaud..	»	3 kil. 041	Pain, légumes frais, fromage beurre, café, lait, vin, cidre
Paysan du Nord.........	»	3 kil. 074	Pain, légumes, viande, lait beurre, bière.

Ainsi, c'est dans les pays où les déperditions sudorales sont les plus grandes, où le climat use le plus vite les Européens, que nous trouvons, en poids absolu, le minimum de la ration quotidienne en régime végétal exclusif.

Il ressort de tout ce que nous venons de noter dans ce chapitre que la plupart des hygiénistes se sont peut-être hâtés de s'en rapporter exclusivement aux analyses chimiques, quand ils ont avancé que les végétaux, surtout le riz, sont doués d'un pouvoir nutritif insuffisant, et que, pour vivre, il faut en consommer un énorme volume (Michel Lévy, Fleury, Morache, Payen, etc.); c'est qu'en pareille matière il serait prudent, comme l'a écrit Fonssagrives, d'abandonner l'hygiène théorique pour l'hygiène d'observation, et l'on n'agit pas toujours de la sorte.

CHAPITRE III

Étude chimique et physiologique des aliments qui composent le régime végétarien. — Le végétarisme dans ses rapports avec l'état de santé.

Boussingault a dit avec raison que toute la question du pouvoir nutritif des aliments ne résidait pas dans la quantité d'azote qui entre dans leur composition. Ainsi que Trousseau, Fleury, Moreau (de la Sarthe), il pensait qu'elle *était très-complexe* et encore fort obscure; ces deux derniers refusaient même une grande valeur pratique aux évaluations absolues données par les auteurs.

En définitive, quand on voit travailler, brûler, user, réparer leurs pertes et se bien porter, tant de gens que la chimie condamne à mort parce qu'ils se nourrissent exclusivement de laitages et de végétaux, nous sommes autorisés à demander un supplément d'information.

Déjà, d'ailleurs, une réaction se fait contre les prétentions un peu absolues de l'analyse; et, dans le camp des chimistes même, on trouve des savants qui protestent. C'est ainsi que Coulier (1) écrit que, d'après la structure de son appareil digestif, l'homme est plus frugivore que carnivore; que la proportion des matières végétales doit l'emporter dans la composition de son régime ; *qu'il peut même vivre et se bien porter avec une nourriture entièrement végétale.*

L'épreuve contraire n'a jamais été tentée et ne réussirait pas. Chacun connaît les expériences de Moscati, qui, se met-

(1) *Dictionnaire* de Dechambre, art. ALIMENTS.

tant successivement pendant un mois au régime exclusif du lait, des viandes, du fromage, du froment, de l'orge, de la pomme de terre et du riz, observa qu'il se portait mieux, incomparablement mieux, pendant qu'il mangeait du riz.

Aujourd'hui la fixation du taux de la ration alimentaire physiologique se règle suivant sa teneur en azote et en carbone, ou, avec plus de justesse, selon la quantité d'albuminoïdes assimilables et d'hydro-carbonés que consomme un ouvrier robuste au repos ou au travail; mais, lorsqu'il s'agit de déterminer le taux de l'azote et du carbone qui doit servir de base à la fixation de la ration physiologique, l'accord est rompu, et l'on voit Payen, Letheby, Beaunis, Von Voigt, assigner des chiffres différents.

C'est pour parer à toutes ces divergences que le professeur Arnould (de Lille) a émis le vœu que ces fixations fussent rigoureusement déterminées à nouveau, sinon pour chaque individu, au moins pour chaque sexe, pour chaque catégorie d'âge, pour chaque groupe d'individus vivant à peu près dans les mêmes conditions et présentant des analogies de constitution physique; « sans quoi l'on s'expose à formuler des lois que la pratique démontre illusoires, et l'on se réserve des surprises profondes (1). »

D'ailleurs, pourquoi vouloir toujours centraliser? Pourquoi courber chacun sous le même niveau? Est-il rationnel d'imposer une même hygiène et une égale thérapeutique à la Bretagne et au Languedoc? Ne trouverait-on pas là le secret des dissidences des doctrines médicales?

Nous ne tenons pas assez compte des usages, de la latitude, des mœurs; aussi n'est-il pas admissible que l'on taxe au même chiffre la ration alimentaire des Allemands, ces émules des anciens burgraves, qui s'attablaient souvent, dit l'his-

(1) J. Arnould, *Nouveaux Éléments d'hygiène*, 1881.

toire, devant un bœuf entier, et celle des Provençaux, dont la sobriété est proverbiale; ou de l'Italien et de l'Espagnol, qui se contentent souvent d'un plat de tomates frites.

On ne doit pas également se nourrir à Dunkerque, sur les confins du Sahara, à Berlin et sur les bords de la mer Rouge, à Djeddah, à Massouah. La preuve en est que les habitants du nord de la France et de l'Allemagne consomment souvent de la nourriture en quantité prodigieuse; tandis qu'une poignée de dattes ou de couscous suffit aux Arabes du M'zab et de la côte de Çomali, et qu'une salade de concombres ou de piments constitue le repas du Maltais et de l'Italien, colons qui travaillent de leurs propres bras dans les régions de l'extrême sud algérien, où ils résistent d'une manière remarquable aux influences climatériques si débilitantes de ces contrées.

A. — ÉTUDE CHIMIQUE

Le corps humain exige pour sa nutrition des aliments qui, selon Lacassagne (1), doivent remplir deux conditions: d'une part, aider à l'activité cellulaire, et pour cela il n'est besoin que de matériaux très-simples; d'autre part, produire des forces qui, se transformant facilement les unes dans les autres, donnent la chaleur et le mouvement. Ce sont des *éléments alimentaires* et des *matériaux en principe alimentaires*.

I. *Éléments alimentaires et de réparation*..........................	Oxygène, hydrogène, carbone, azote, soufre et phosphore. Chlore. Sodium et potassium. Fer et manganèse. ....

(1) *Précis d'hygiène privée et sociale*, p. 584.

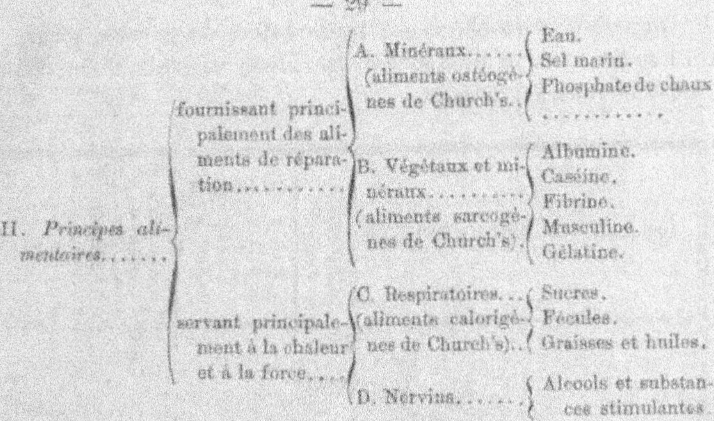

II. *Principes alimentaires*.......	fournissant principalement des aliments de réparation...........	A. Minéraux...... (aliments ostéogènes de Church's..	Eau. Sel marin. Phosphate de chaux ....
		B. Végétaux et minéraux.......... (aliments sarcogènes de Church's).	Albumine. Caséine. Fibrine. Musculine. Gélatine.
	servant principalement à la chaleur et à la force....	C. Respiratoires... (aliments calorigènes de Church's)..	Sucres. Fécules. Graisses et huiles.
		D. Nervins......	Alcools et substances stimulantes.

Les aliments contiennent, en outre, dans une faible et variable proportion, certaines substances qui ne peuvent être classées sous aucun de ces trois chefs, bien qu'elles ne produisent ni chaleur ni force (moutarde, poivre, kari, etc.).

Ainsi les huiles volatiles et les composés aromatiques et savoureux rendent la nourriture plus agréable au goût et aident indirectement à la nutrition, par la stimulation modérée qu'ils impriment aux organes digestifs.

Les acides végétaux ne donnent non plus ni chaleur ni force en quantité appréciable, mais ils ont une utilité certaine dans l'alimentation.

Dans les tableaux qui vont suivre, les aliments sarcogènes renferment tous des matières azotées. Une petite et variable quantité de ceux-ci existe, non sous forme d'albumine, mais sous une autre forme, inutile au but de la nutrition.

Dans la viande de boucherie, outre les albuminoïdes sarcogènes, il existe d'autres substances azotées : cartilages ou tendons, matière des os, nommée *osséine*, et d'autres substances semblables. En chauffant l'osséine, la peau, etc., avec de l'eau, il se produit de la gélatine.

On sait peu de chose sur la digestion de ces substances et leurs usages, et elles sont d'une valeur insignifiante ou douteuse comme sarcogènes.

100 PARTIES CONTIENNENT	MATIÈRES SARCOGÈNES	CALORIGÈNES		MATIÈRES ANIMALES	FIBRE NE POUVANT SE DIGÉRER	EAU
		beurre sucre etc.	Graisse			
GRAINS						
Froment blanc anglais............	11	69	1,2	1.7	2.6	14.5
Fine fleur de froment blanc tendre..	10.5	74.3	0.8	0.7	0.7	13
Son grossier	15	44	4	6	17	14
Fleurs de farine de ménage (J. B)..	16.2	69	1.1	0.7	0.5	11.8
Farine d'avoine écossaise fraîche ...	16.1	63	10.1	2.1	3.7	5
Blé noir débarrassé de l'enveloppe (cosse)......................	15.2	63.6	3.4	2.3	2.1	13.4
Orge perlé......................	6.2	76	1.3	1.1	0.8	14.6
Farine d'orge....................	11.7	71	1.7	0.5	0.1	15
Fleurs de seigle..................	10.5	71	1.6	1.6	2.3	16
Maïs............................	9	64.5	5	2	5	14.5
Riz pur	7.5	76	0.5	0.5	0.9	14.6
LÉGUMES						
Pois............................	22.4	51.3	2.5	3	6.5	14.3
Lentilles	24	49	2.6	3	6.9	14.5
Haricots........................	23	52.3	2.3	2.9	5.5	14

100 PARTIES CONTIENNENT	MATIÈRES SARCOGÈNES	CALORIGÈNES		MATIÈRES ANIMALES	FIBRE NE POUVANT SE DIGÉRER	EAU
		beurre sucre etc.	Graisse			
NOIX						
Noix (amandes fraîches)...........	12.5	8.9	31.6	1.7	0.8	44.5
Noisettes fraîches.................	8.4	11.1	28.5	1.5	2.5	48
Noix de coco (noyau solide)........	5.5	8.1	35.9	1	29	46.6
RACINES ET TUBERCULES						
Pommes de terre (K)...............	1.8	20.6	0.2	1	0.7	75.7
Navets blancs......................	0.5	4	0.1	0.8	1.8	92.8
Carottes...........................	0.5	5	0.2	1	4.3	89
Panais.............................	1.2	8.7	1.5	1	5.6	81
Betteraves.........................	0.4	13.4	0.1	3	0.9	82.2
Artichauds de Jérusalem............	2	14.4	0.5	1.1	2	80
Oignons............................	1.5	4.8	0.2	0.5	2	91
Radis (C)..........................	0.5	1		1.1	2.2	95
FEUILLES, TIGES, BRANCHES						
Choux..............................	1.5	5.8	0.5	1.2	2	89
Céleris............................	1.2	3.8		0.8	0.9	93
Champignons	5	3.8	0.7	0.5		90
Laitues............................	0.7	1	0.2	1	0.5	96

100 PARTIES CONTIENNENT	MATIÈRES SARCOGÈNES	CALORIGÈNES beurre sucre etc.	CALORIGÈNES Graisse	MATIÈRES MINÉRALES	FIBRE NE POUVANT SE DIGÉRER	EAU
FEUILLES, TIGES, BRANCHES (*Suite*)						
Cresson d'eau	0.7	2.7	0.5	1.3	0.7	93.1
Mousse d'Irlande	0.4	55.4		14.2	2.2	18.8
Rhubarbe (1)	0.9	2.1		0.5	1.1	95.1
FRUITS						
Pommes	0.4	12	1 (3)	0.4	3.2	83
Poires	0.3	11.6	0.1(3)	0.3	3.7	84
Groseilles	0.4	8.9	1.5(4)	0.5	2.7	86
Raisins	0.7	16.1	0.8(5)	0.4	2	80
Fraises (K)	1	6.8	1 (3)	0.8	2.3	87.7
Cerises (K) (2)	0.6	11.4	0.9(3)	0.7	6.1	80.3
Prunes (K) (2)	0.8	11	0.9(3)	0.7	7.4	81.2
Pêches (2)	0.5	9.8	0.7(3)	0.6	3.4	85
Bananes	4.8	19.7	0.6	0.8	0.2	73.9
Figues (de Turquie)	6.1	65.9	0.9	2.3	7.3	17.5
Dattes (2)	6.6	66.3	0.2	1.6	5.5	20.8

(1) Contient 0,3 °/₀ d'acide oxalique.
(2) Sans noyaux.
(3) Acide malique.
(4) Acide citrique.
(5) Acide tartrique.

100 PARTIES CONTIENNENT	MATIÈRES SARCOGÈNES	CALORIGÈNES beurre sucre etc.	CALORIGÈNES Graisse	MATIÈRES ANIMALES	FIBRE NE POUVANT SE DIGÉRER	EAU
FRUITS (*Suite*)						
Tomates	1.4	8		0.8		89.8
Concombres	0.2	2.7		0.4	0.5	96.2
LAIT ET SES PRODUITS						
Lait de vache	4	5	3.7	0.75		86.5
Crème	6	2.5	36.3	0.2		55
Écume de lait	4.3	5.5	0.4	0.8		89
Lait d'ânesse (W. B.)	1.9	5.5	1	0.4		91.2
Lait de chèvre	3.7	4	4.2	0.56		87.5
Lait de femme	3	5.9	2.9	0.16		88
Beurre	2.5	0.3	86.2	1		10
Lait condensé (H) (1)	10.1	5.4	9.4	2		23.7
Fromage double de Golster (J)	38		22	4.25		35.8
Fromage américain (W. B.)	37.2		35.4	4.8		22.6
Œufs de poule	14		11	1.3		71 7

[Les lettres majuscules renfermées entre parenthèses après certains noms d'aliments végétaux sont les initiales des chimistes auxquels sont dues les analyses : J. B. = James Bell ; W. B. = A.-W. Blytt ; K. = König (moyenne de 70 analyses) ; C. = Cameron ; H = Otto Helmer ; J. = Johnston.

Les autres analyses sont presque toutes empruntées au livre classique du professeur Church sur les aliments (*Chapman and Hall*).]

(1) Moyenne de treize analyses : sucre de lait, 13,1 °/₀ ; sucre de canne, 41,7 °/₀.

VIANDE DE BOUCHERIE ET POISSON

100 PARTIES CONTIENNENT	MATIÈRES sarcogènes		Graisse	Matières extractives	Matières minérales	Eau
	albuminoïde	cartilage caséine				
Côtelettes de mouton.......	7.6	1.2	42	4.1	1	44.1
Os de côtelettes de mouton..	»	18.7	9	»	40.1	32.2
Bœuf..................	8	7	30	»	5	50
Porc...................	4.5	5.5	50	»	1.5	38.5
Volaille................	14	7	»	»	2.5	76.5
Maquereau..............	13.5		12.5	2.2	3.1	68.7
Harengs................	10		7	»	2	81
Lard...................	8.1		65.2	3.8	0.6	22.3

La composition des mêmes aliments, végétaux ou minéraux, varie considérablement suivant la qualité, la variété, la localité et la façon dont ils sont produits; dans les tableaux qui précèdent, on a fait en sorte de donner une moyenne analytique de chaque aliment aussi exacte que possible.

Beaucoup d'aliments végétaux contiennent de l'amidon, généralement en grande proportion, et qui ne se trouve pas dans la viande.

Aucun aliment n'est entièrement digéré; quelques parties traversent le système digestif sans être assimilées. La digestion de la partie amylacée des aliments commence dans la bouche, et il est absolument nécessaire, pour qu'ils servent à la nutrition, qu'ils soient parfaitement mêlés à la salive et mâchés, au lieu d'être déglutis intacts dans l'estomac avec les liquides qu'on absorbe.

Les produits végétaux diffèrent grandement dans leur composition, et l'on peut en faire un choix approprié à tous les climats et à toutes les conditions de la vie.

VARIÉTÉS DE COMPOSITION DES PRINCIPAUX ALIMENTS CONTENUS DANS LES TABLEAUX PRÉCÉDENTS

a) Les *blés-froments* diffèrent beaucoup dans la proportion des matières albuminoïdes, qui varient, dans des cas extrêmes, de 8 à plus de 20 %. La partie des graines la plus riche en aliments sarcogènes se trouve vers la périphérie. En faisant la fine fleur de farine, cette partie colorée, foncée, mais constituant la partie la plus nutritive, est rejetée.

b) Le *son* est riche à la fois comme ostéogène et sarcogène.

c) La *farine d'avoine* est riche en produits calorigènes ; la farine fraîche contient une très-petite quantité d'eau, en raison du séchage préalable nécessaire pour en enlever la cosse.

d) Les *légumes* sont particulièrement riches en matières sarcogènes; mais il faut se garder d'une fréquente erreur, qui consisterait à en consommer trop, ou d'autres aliments trop riches en matières azotées. Une nourriture ainsi exubérante exige un trop grand travail de la part des organes digestifs et excréteurs.

e) Les *noix* sont très-riches en graisse et sont un très-précieux aliment, mais imposent une mastication parfaite.

f) Les *racines* et les *tubercules*, et ce qu'on appelle usuellement végétaux, contiennent des composés salins précieux, et cette nourriture se présente fréquemment sous une forme aisée à digérer ; elle s'associe parfaitement avec les légumes et les grains.

g) Les *fruits* constituent une nourriture saine et précieuse par les sels et les acides végétaux qu'ils renferment. Ils sont très-abondants dans les climats chauds, où ils constituent la nourriture principale. Certains fruits secs, comme les figues, les dattes et les raisins, contiennent une large proportion de sucre et une quantité considérable de matériaux sarcogènes.

h) Le *lait de vache* est très-inférieur pour les enfants au lait d'une mère saine; le lait de chèvre ou d'ânesse est plus aisément digéré que celui de vache.

Le *lait condensé* (à moins qu'il ne soit préparé sans sucre) est impropre et mauvais pour les enfants. Il est si chargé en sucre qu'il peut causer de sérieux dérangements des organes digestifs.

i) Le *fromage* contient une très-grande proportion de matières sarcogènes et calorigènes; mais un aliment aussi nourrissant est d'une digestion difficile, et on ne doit en user qu'avec modération.

j) La *viande de boucherie* varie beaucoup selon la proportion de graisse et d'os qu'elle contient; mais les analyses ci-dessus sont celles de morceaux de la meilleure qualité. Dans le bœuf maigre, il y a 70 ou 75 0/0 d'eau et 20 0/0 de sarcogènes et de substances semblables à l'osséine.

L'extrait de viande de Liebig et les préparations similaires ont eu leurs meilleurs éléments nutritifs (matières sarcogènes et graisse) rejetés; il ne reste plus que les matières extractives et les sels, et on utilise surtout cet extrait pour ses propriétés stimulantes et surtout gustatives.

Dans la cuisson des végétaux, les matériaux salins constituants doivent être gardés autant que possible, et non bouillis et jetés avec l'eau de cuisson, comme c'est fréquemment le cas.

Sans cela, on pourrait avec raison leur reprocher une certaine influence sur la production de l'athérome, ainsi que l'a fait Glubler. Nous discuterons plus loin ce point de vue particulier de l'alimentation végétale.

Mes savants Maîtres pourront s'étonner à bon droit que j'aie surtout cité des analyses de chimistes anglais et allemands.

Je n'ignore pas que les chimistes français illustrent depuis longtemps, et surtout à l'heure présente, la science de leurs magnifiques découvertes; aussi tous leurs traités classiques sont entre nos mains.

Mais leurs analyses, en ce qui concerne les aliments, figurent dans un certain nombre de thèses antérieures soutenues devant cette École, parmi lesquelles l'une des plus récentes est celle du Dr Jobet (1).

J'ai tenu à donner ici des chiffres peut-être inédits encore en France, sur un sujet qui passionne les Anglais. Personne n'ignore que les habitants d'outre-Manche embrassent avec une passion exagérée de néophytes les idées nouvelles qui leur paraissent praticables, tandis que les Français, moins faciles à convaincre, attendent pour se prononcer que la vérité ait bien lui. C'est pourquoi l'Angleterre a précédé la France dans cette tentative d'évolution alimentaire.

Cependant, le riz étant celui des aliments végétaux qui constitue la base de la nourriture d'un grand nombre de populations du globe, nous n'oublierons pas d'en donner ici les analyses faites, pour la plupart, par des chimistes français. Nous mentionnerons aussi à cette place les remarquables recherches de M. le professeur Moitessier sur l'*Emploi de la lumière polarisée dans l'examen microscopique des farines* (Montpellier, 1866).

(1) Dr Jobet, *Étude sur le riz* (Montpellier, 1877).

3

COMPOSITION CHIMIQUE DU RIZ

Les chimistes ont souvent entrepris l'analyse du riz. Tous sont d'accord sur un point, richesse considérable en amidon; les résultats obtenus diffèrent sur la quantité de matières azotées que renferme cette céréale.

En 1773, Parmentier, à la suite d'un examen sommaire de la composition du riz, classa cette substance entre l'amidon et la gomme. Appréciation assez fausse, car elle se rapproche plutôt du blé que de ces substances ternaires.

D'après Braconnot, les substances suivantes entrent dans la composition du riz: amidon, eau, parenchyme, matière végéto-animale, sucre incristallisable, matière gommeuse voisine de l'amidon, huile, phosphate de chaux, muriate et phosphate de potasse, acide acétique, sel végétal à base de potasse, soufre.

Analysant deux échantillons de variétés de riz les plus employées en Europe, le riz du Piémont et celui de la Caroline, il trouva ce qui suit:

	Riz du Piémont	Riz de la Caroline
Amidon...............	83,80	85,07
Ligneux...............	4,80	4,80
Matière glutineuse......	3,60	3,60
Matière huileuse........	0,25	0,13
Sucre incristallisable....	0,15	0,29
Phosphate de chaux.....	0,40	0,40
Eau....................	7,00	5,00
Gomme.................	»	0,71
	100,00	

Le riz de la Caroline a moins d'eau et plus d'amidon que le riz du Piémont, et il l'emporterait donc sur celui-ci au point de vue des qualités alimentaires comme à celui de la sapidité.

D'après Vogel, le riz présenterait la composition suivante :

Amidon	96,00
Sucre	1,00
Huile grasse	1,20
Albumine	0,50
Perte	1,30
	100,00

Le gluten manquerait complétement d'après cette analyse. Boussingault a produit des chiffres bien différents, et, analysant le riz du Piémont, il a consigné les résultats exposés dans le tableau ci-dessous :

Amidon et dextrine	76,00
Ligneux et cellulose	0,90
Gluten et albumine	7,50
Huile grasse	0,50
Substances minérales	0,50
Eau	14,60
	100,00

Enfin, M. Payen, étudiant de nouveau la question, a fourni une analyse du riz à l'état sec qui passe pour la plus exacte et est devenue classique :

Amidon	88,65
Cellulose	1,10
Matières grasses	7,55
Dextrine et substances congénères	1,00
Matières azotées	0,80
Substances minérales (phosphate de chaux et de magnésie, sulfate de potasse, chlorures de sodium et de potassium, soufre, silice)	0,90
	100,00

A l'état frais, la composition est la même ; il y a seulement de 11 à 18 centièmes d'eau de plus.

En résumé, contrairement aux assertions de Vogel, de Vauquelin, de Parmentier, le riz contiendrait, d'après les analyses de Braconnot, Boussingault et Payen, une proportion notable de matières azotées. Ces deux derniers chimistes s'accordent même sur les proportions exactes, puisque l'un indique 7,50 et l'autre 7,55.

Quoi qu'il en soit, cette proportion est de beaucoup inférieure à celle que l'on observe dans le blé. D'après Payen, au lieu de 7,55, on trouve en effet de 20 à 22 °/₀ de matières azotées dans les blés durs, et de 12 à 15 °/₀ dans les blés demi-durs, usités surtout dans la boulangerie.

COMPOSITION DES DIVERSES CÉRÉALES (PAYEN)

SUBSTANCES	Froment	Seigle	Orge	Avoine	Maïs	Riz
Gluten et mat. azotées.	19.8	12.50	12.96	14.39	12.50	7.05
Matières grasses.....	2.25	2.25	2.76	5.50	8.80	0.80
Dextrine...........	10.5	11.90	10.00	9.25	4.00	1.00
Matières féculentes..	67.1	67.65	66.43	60.59	67.55	89.15
Cellulose...........	2.2	3.10	4.73	7.06	5.90	1.10
Matières minérales...	1.9	2.60	2.10	3.25	1.25	0.90

COMPOSITION DES DIVERSES GRAINES DE LÉGUMINEUSES (PAYEN)

SUBSTANCES	Pois	Haricots	Fèves	Lentilles
Amidon, dextrine et matières sucrées..	58.7	55.1	51.5	56
Substances azotées................	23.8	25.5	24.4	25.2
Matières grasses et traces de substances aromatiques..................	2.1	2.8	1.5	2.6
Cellulose......................	3.5	2.9	3	2.4
Sels minéraux..................	2.1	3.2	3.6	2.3
Eau hygroscopique...............	9.8	9.9	16	11.5

COMPOSITION DES VÉGÉTAUX HERBACÉS ET PARENCHYMATEUX (A. GAUTHIER) (1)

SUBSTANCES	Carottes ordinaires	Betteraves	Navets blancs
Matières azotées..................	1.90	1.30	1.80
Matières grasses..................	0.20	0.10	0.20
Matières organiques non azotées.....	9.70	10.10	6.00
Sels...........................	0.60	0.70	»
Eau...........................	87.60	87.80	92.50

D'après Gauthier, les légumes ne sont pas plus nourrissants que les fruits ; ils produisent aussi une alimentation alcali-

(1) *Chimie appliquée à la physiologie, à l'hygiène*, etc., t. I, p. 49 (1874).

nisante, et préviennent la constipation par le résidu qu'ils laissent dans l'intestin.

B. — ÉTUDE PHYSIOLOGIQUE

Nous prendrons comme type d'aliments végétaux, dans leurs rapports avec les phénomènes physiologiques qui résultent de leur ingestion, le riz, qui, par la généralisation de son emploi et de ses usages culinaires, a été le plus étudié jusqu'ici par les hommes compétents.

Les recherches chimiques appliquées à la nutrition de l'homme et des animaux ont démontré que l'équilibre nutritif ne peut être maintenu que si les pertes de l'organisme se trouvent exactement compensées par l'alimentation.

Ces pertes sont de deux sortes, dit Guès (1): les unes proviennent de l'entretien de la chaleur animale et portent sur les aliments que Liebig a appelés *respiratoires*, ternaires, qu'on appelle aujourd'hui substances hydrocarbonées. On dit aussi que ce sont des hydrates de carbone, parce que l'hydrogène et l'oxygène s'y trouvent dans les mêmes proportions que dans l'eau. C'est donc le carbone qui sera oxydé, et on prévoit de suite que leur énergie, comme pouvoir calorifique ou moteur, sera inférieure à celle des graisses, puisque dans celles-ci il se trouve de l'hydrogène, qui peut aussi subir des oxydations. Les autres sont dues à l'usure des tissus, et doivent être séparées par des substances azotées, quaternaires.

L'importance de ces derniers éléments de réparation, qui s'adressent à nos tissus mêmes, est donc de premier ordre.

Si nous tenons compte, en outre, de ce fait que l'aliment quaternaire pourra suppléer à l'insuffisance des substances

(1) Guès, Dictionnaire de Jaccoud, *loco citato.*

ternaires, tandis que la réciproque ne peut avoir lieu, nous comprendrons qu'on ait mesuré la valeur nutritive d'un aliment à sa richesse en matière azotée, et que le riz ait été considéré comme ne jouissant pas d'un pouvoir nutritif suffisant.

Il n'est donc pas étonnant que les hygiénistes, entraînés par les belles découvertes des chimistes, aient refusé au riz le privilége d'être une substance réellement nutritive. Aussi voit-on M. Payen affirmer que, pour que le riz devînt nourrissant, il faudrait l'unir à un autre aliment richement albumineux, dans les proportions suivantes:

Riz.....	590 gr.	= azote...	6 gr. 01	et carbone...	256 gr.
Viande..	500 gr.	= azote...	15 gr.	et carbone ..	55 gr.
	1,090 gr.		21 gr. 01		311 gr.

Mais E. Labbé a dit avec justesse que « les actes intimes » de la nutrition sont aujourd'hui encore trop inconnus pour » qu'on puisse bien fixer la valeur des aliments autrement » que d'une façon empirique; pour se rendre compte de la » valeur nutritive du riz, il y a encore mieux à faire que de » l'analyser : on doit étudier ses effets sur ceux qui s'en nour- » rissent. »

Or, c'est ce qui a été fait. Krimer et Poggiale ont nourri des animaux exclusivement avec du riz; ceux-ci sont devenus cachectiques, comme ceux, du reste, que l'on nourrissait aussi exclusivement avec du seigle ou du blé.

Mais les peuples que nous avons cités, qui comprennent plusieurs centaines de millions d'habitants, et qui ne vivent absolument que de riz, ne donnent-ils pas un démenti par leur seule existence, aux conclusions de la chimie?

On dit qu'ils mêlent au riz des substances dont les propriétés alibiles sont considérables. Les riches seuls sont dans ce cas, comme nous l'avons déjà dit; et, comme le fait remarquer le docteur Coustan (1), le kari des Indiens (condiment associé au riz) n'est le plus souvent qu'un morceau de morue sèche ou de poisson salé du poids de 40 ou 50 gram., grillé sur du charbon, et dont le but est plutôt de relever le goût du riz que d'augmenter son pouvoir nutritif.

Que dire de la ration des maçons de Hong-Kong, qui, travaillant douze heures par jour, n'absorbent que 18 grammes d'azote?

Reconnaissons, avec le professeur Guès (2), que les analyses n'ont tenu compte qu'en partie des besoins de l'organisme humain dans les diverses circonstances, et des moyens de les adapter à ces circonstances.

Outre ses qualités alimentaires, le riz possède de véritables qualités alibiles pour réparer l'organisme : riche en amidon, contenant des matières azotées, grasses et minérales, il constitue un aliment de premier ordre.

D'après Fick et Vislicenus, l'aliment le plus important est la matière ternaire, que l'organisme transforme en chaleur, en mouvement et en force ; la substance azotée répare l'usure légère qui résulte du fonctionnement des muscles. Or le riz, par son azote et son amidon, remplit toutes ces conditions. Peut-être, au dire de Guès, le combustible gras conviendrait-il mieux dans les pays froids que le combustible amylacé.

Il n'y a donc point, dans cette alimentation suffisante par le riz, de phénomènes de races, de climats ou d'activité vitale, mais une meilleure adaptation du riz aux conditions que le climat où il est consommé impose à l'homme. Comme conclusion, valeur nutritive considérable et n'exigeant qu'une

(1) *Hygiène d'un convoi d'immigrants indiens au lazaret de l'île Bourbon*. Thèse de Montpellier, 1867.

(2) Article *Riz*, Dictionnaire de Jaccoud.

faible addition de substances complémentaires et surtout condimentaires; digestibilité parfaite; adaptation remarquable aux exigences de l'organisme dans les pays chauds; résistances aux fermentations: telles sont les qualités que Guès, Jobet, Coustan, médecins de la marine ou de l'armée, ainsi que les illustres savants Bouchardat, Sainte-Claire Deville, E. Labbée, etc., que la guerre de 1870 mit à même d'étudier la valeur alimentaire du riz pendant le siége de Paris, reconnaissent à cette céréale.

Nous avons placé dans les deux précédents chapitres les arguments invoqués par des savants, des philosophes, des économistes, *en faveur* du régime végétarien. — Les arguments *contre* ce régime étant déduits surtout de la composition chimique de ces aliments, ainsi que de leur faible valeur physiologique, nous avons cru devoir les résumer ici, c'est-à-dire à la fin du chapitre ayant trait à l'analyse chimique et à l'étude physiologique des aliments d'origine végétale.

Ils sont réunis dans les quelques lignes qui suivent.

L'alimentation végétale ne doit pas nourrir suffisamment, vu sa pauvreté en principes alibiles; elle ne peut convenir que dans les climats très-chauds, à la condition que la quantité se substitue à la qualité et que la dépense des forces exigée soit très-modérée. Ce n'est pas seulement l'azote qui diminue avec la suppression de la viande, ce sont aussi des corps gras; or ceux-ci sont les plus calorifiques et les plus adaptés aux pays froids. Il faut croire que le corps prend ses combustibles aux plus appropriés d'entre eux: aux graisses, quand il fait froid; aux féculents, quand il fait chaud. S'il existe des populations innombrables qui font un usage exclusif de ce régime, elles sont, par ce fait même, tombées en état de décadence. Leurs forces se sont affaiblies, leur énergie s'est usée, et les Européens conquérants les ont asservies.

CHAPITRE IV

Du Végétarisme dans ses rapports avec les maladies : — *A*. Maladies évitées par ce régime, exclusif ou prépondérant. — *B*. Maladies attribuées à ce régime.

Mme Algernon Kingsford, dans sa thèse sur le végétarisme (1881), que nous avons eu le regret de ne pouvoir nous procurer, énumère (1) les résultats encourageants du végétarisme : ses adeptes ne seraient jamais tourmentés par la goutte, la gravelle, la pléthore abdominale, les maladies du foie, l'obésité, l'apoplexie, comme il arrive à ceux qui font usage d'un régime animalisé, dont l'ingestion d'alcool est la conséquence forcée.

D'autre part, Van den Corput a vanté, il y a peu d'années, à l'Académie de médecine de Bruxelles (2), les avantages d'un régime aussi peu animalisé que possible. Il accuse la viande d'être la cause de la fréquence du cancer en Angleterre et dans le centre de l'Europe. Après avoir établi que le cancer est presque inconnu dans les latitudes végétariennes, dans les couvents d'où la nourriture animale est exclue, et qu'il est beaucoup plus fréquent chez les animaux carnivores que chez les herbivores, il cite Beneke et Essmarch, qui, s'inspirant sans doute d'observations analogues, ont préconisé comme unique traitement du cancer une alimentation très-peu azotée et peu riche en phosphates.

(1) Voir *Gazette hebdom. des sc. méd. de Montpellier* (15 avril 1885).

(2) Voir *Bulletin de l'Acad. de médecine de Bruxelles*, 1883, p. 461. — *Etiologie du cancer.*

Pour lui, le cancer n'est que le résultat d'une déviation de certains éléments nutritifs ou le produit d'une évolution physiologique incomplète, troublée par la présence de certains résidus, dont la rétention dans l'économie imprime à la vie cellulaire une direction anormale aboutissant à la dyscrasie. De celle-ci dérive alors la diathèse.

La nourriture végétarienne *occasionnerait aussi beaucoup de maladies infectieuses et favoriserait la fièvre typhoïde.*

Nous avons voulu remonter à des sources aussi exactes que possible, en ce qui concerne les maladies évitées ou provoquées par le régime végétarien exclusif ou très-prépondérant, et nous transcrivons dans ce chapitre les résultats de nos recherches.

A. — MALADIES ÉVITÉES PAR LE RÉGIME VÉGÉTARIEN

Dr J. Cheyne. — Pour les malades épuisés par les affections chroniques, je n'ai rien trouvé de mieux qu'une abstinence totale de nourriture animale et de liqueurs fortes et fermentées. Dans une pratique d'environ trente ans, pendant laquelle j'ai à tous les degrés employé cette méthode, j'ai eu seulement deux cas dans lesquels mon attente a été déçue, les sujets n'étant pas entrés en convalescence (1709).

Hufeland. — Plus l'homme se plie aux lois de la nature et leur obéit, plus longue est sa vie ; plus il en dévie, plus courte sera son existence. Une nourriture simple et frugale procure la santé et la longévité ; tandis qu'une table plantureuse et compliquée raccourcit la vie. Les exemples de la plus grande longévité se trouvent chez les hommes qui, dès l'âge tendre, ont principalement vécu de végétaux et qui, peut-être, n'ont jamais mangé de viande.

(*Edinburgh medical and surgical Journal*). — Nous avons connu beaucoup de personnes qui ont été débarrassées de désordres pénibles et opiniâtres en abandonnant entièrement la nourriture animale ; et d'autres chez lesquelles ces désordres du système nerveux et des maladidies de poitrine ont été très-amendées par cette manière de faire (n° 166, 1885).

(*Medico-chirurgical Review*). — Nous ne sommes aucunement certain, en vérité, que le traitement diététique de la dyspepsie, ordinairement préconisé, ne soit pas trompeur, et que, au lieu d'un régime fortement animalisé, il ne serait pas préférable d'avoir recours à une simple diète végétale. M. Smith (*Fruits et Féculents*) a réuni de nombreux cas des bienfaits de ce système dans les nombreux écrits des auteurs médicaux éminents, qui ne sont pas des doctrinaires, tels que Abercrombie, Cheyne, Thackrathn.

Dr J.-S. Wilkinson. — Il est indéniable que beaucoup de personnes se sont parfaitement bien trouvées d'adopter un tel régime. (*Litterary and scientific Lectures*, vol. II, p. 110.)

Dr A.-P. Buchan. — On cite beaucoup d'exemples où les dernières attaques de la phthisie ont été jugulées par l'adoption du régime des féculents combinés avec le lait et les fruits, et ils seraient sans doute plus nombreux si ce régime approprié était adopté de meilleure heure, dans le but de prévenir plutôt que de guérir cette maladie. Lorsqu'il existe une tendance à la consomption chez les jeunes gens, elle sera contre-carrée (*countercarred*) par une alimentation féculente additionnée de fruits bien mûrs. La nourriture animale et les liqueurs fermentées doivent être sévèrement prohibées.

On peut objecter à Buchan que, la cause de la tuberculose étant un microbe, il résulterait de son affirmation que les corps nourris par des végétaux seraient un terrain moins favorable à leur genèse. Pourtant les vaches, les lapins, herbivores par excellence, contractent facilement la tuberculose.

Le Dr CULLEN est aussi fermement persuadé que l'homme qui, dès son jeune âge, s'accoutume au travail corporel ainsi qu'à l'abstinence de la nourriture animale, peut être entièrement préservé de la goutte. La cure du rhumatisme réclame en premier lieu un régime antiphlogistique, et surtout une abstention complète de nourriture animale et de toutes les liqueurs fermentées ou spiritueuses.

Son confrère, le Dr CRAIGIE, estime aussi qu'un régime consistant en lait et pain ou lait et riz, ou bien encore en graines féculentes et lait, est tout à fait indiqué pour prévenir l'apparition de la diathèse goutteuse, et pour guérir cette diathèse si elle est tout à fait installée. Un tel régime est aussi excellent pour prévenir, dans leurs formes irrégulières, les maladies du cerveau et de ses membranes, ainsi que celles du cœur et du poumon. (*Éléments de médecine pratique*, vol. II, p. 633.)

Le Dr NICHOLLS, parlant de sa pratique à l'hôpital médical de Longsford (clinique interne), écrit : « Cet hôpital est dirigé selon les principes du végétarisme et de la tempérance; pas une livre de viande, pas une pinte de whisky ou une bouteille de vin n'y ont été données durant les quinze dernières années, une longue expérience m'ayant appris que la nourriture animale, le vin, le brandy, etc., ne doivent être prescrits qu'avec une grande prudence. En vérité, j'ai vu des résultats bien mauvais de leur emploi. On peut dire qu'une certaine catégorie de mes malades n'était pas habituée à une bonne et stimulante nourriture, c'est pourquoi ils ne réclamaient ni viande, ni vin, ni whisky.

Cependant ce n'était pas le cas de beaucoup d'entre eux, parmi lesquels étaient des employés de cet hôpital, des membres de la police, des commerçants, des valets de chambre ou autres, accoutumés à une nourriture substantielle.

Une grande proportion d'ulcères atoniques des hanches, du dos, ont été guéris chez des malades qui n'ont jamais pris ni viande, ni vin, ni brandy, etc. Je n'ai eu que des succès pendant seize ans, et je continue la même pratique.

Enfin le Dr C.-B. RADCLIFF estime que les nombreux désordres du système nerveux sont dus à l'abus de la viande, et il cite comme exemple les grands seigneurs écossais, dont la santé chancelante s'écoule dans des assauts de perpétuelles palpitations, malgré leur table somptueuse, tandis que leurs valets, nourris presque exclusivement de végétaux, jouissent d'une force musculaire et d'une endurance à la fatigue remarquables.

Dans les conditions même les plus favorables, la viande des animaux ne peut jamais être exempte d'impuretés. La matière organique se détruisant et se réparant sans cesse dans notre corps, il existe toujours dans nos tissus et nos vaisseaux plus ou moins de cellules mortes, qui prennent la voie des débouchés excréteurs de notre organisme. Si ce processus éliminatoire est arrêté par la mort de l'animal, ces déchets vitaux restent dans la viande, en même temps qu'une proportion de sang veineux impur qui est dans les capillaires, et par suite la viande est plus ou moins chargée d'impuretés.

Une large proportion (les autorités en la matière disent 8 sur 10) des animaux tués pour le marché public seraient malades; ce résultat serait dû à la croissance hâtive de ces bêtes, que l'on place dans des conditions anormales pour les engraisser et les vendre (documents anglais).

Le professeur Boëns (1), au cours d'une discussion acadé-

(1) Discussion relative à l'inspection des viandes (*Bulletin de l'Académie de médecine de Bruxelles*, 1884, p. 183).

mique sur les nombreuses maladies constatées chez l'homme à la suite de l'ingestion de viandes d'animaux malades, fit l'intéressante communication qui suit :

Le service de l'inspection de la boucherie, à Paris, a saisi, pendant le mois de décembre 1882, 39,826 kilos de viandes, parmi lesquelles :

Volailles, gibiers, poissons		51 kil.
Viande de boucherie	aux halles	12,847
	aux abattoirs	1,209
Aux marchés aux bestiaux (animaux morts ou saignés en cours de trajet)		3,090
Dans les divers marchés		17
Dans les boucheries et charcuteries		718
Aux portes de Paris		66
Aux gares des chemins de fer		210
Dans les boucheries hippophagiques		8,410
Dans les triperies et aux marchés de gros (abattoirs)		2,374

Les motifs des saisies ont été :

Pour le bœuf : l'étisie, l'hydropisie, le charbon, la septicémie, les maladies aiguës, etc.;

Pour la vache : les mêmes maladies et les accidents de la parturition ;

Pour le veau : l'entérite, la jeunesse et l'étisie ;

Pour les moutons : l'étisie et la cachexie ;

Pour le porc : la congestion et la ladrerie ;

Pour le cheval : les eaux aux jambes, le tétanos, les coliques violentes, l'anasarque, la mélanose généralisée, l'infection purulente, l'étisie extrême, les maladies aiguës.

Total général des saisies opérées pendant l'année 1882 : 144,311 kilos.

Quelle énorme quantité de viandes malades a pu ainsi passer inaperçue dans la consommation !

N'y a-t-il pas là une explication vraisemblable des maladies terribles (variole, fièvre typhoïde, etc.) qui ravagent les armées assiégées lorsqu'elles en sont réduites à se nourrir de toutes les viandes qu'elles peuvent se procurer, saines ou malades?

Il est établi aujourd'hui que les maladies des bestiaux connues sous le nom de « parasitaires », parmi lesquelles on distingue certaines variétés, — la trichinose étant un type, — peuvent se transmettre à l'homme.

En outre, les maladies qui sont regardées, parmi les autorités les plus compétentes, comme transmissibles à l'homme avec la viande qu'il ingère, sont: la peste des bestiaux, le typhus des porcs, la pleuropneumonie, la maladie *du pied et de la bouche* (*foot and mouth*), les *maladies charbonneuses*, l'*érysipèle*, la *tuberculose*.

Tuberculose. — En ce qui concerne la tuberculose, il est bon de noter que les nègres, les créoles de nos colonies, lorsqu'ils viennent s'établir sur les grands continents, succombent en grand nombre à cette maladie. Avec les théories contagionnistes actuelles, on ne saurait incriminer le passage des climats froids aux climats chauds dans la genèse, l'évolution et la propagation de cette maladie chez les gens de couleur; la tuberculose, en effet, existe chez les Européens qui vivent aux colonies, et les noirs qui la contractent si facilement en Europe ne la prennent pas communément chez eux, au voisinage des tuberculeux qu'ils y rencontrent.

Ne peut-on pas, dans ce cas, incriminer le passage du régime exclusivement végétal à un régime animal, la tuberculose se transmettant par la viande ingérée, malade et insuffisamment cuite?

Choléra. — Mme Algernon Kingsford a signalé aussi l'immunité des végétariens pendant l'épidémie de choléra qui régna à New-York (1832).

Il est bon d'ajouter qu'aujourd'hui les viandes sont ce qu'il y a de moins suspect en temps de choléra, et qu'on incrimine plus généralement l'atmosphère, l'eau de boisson, les fruits, les légumes, comme véhicules du microbe du choléra.

Scorbut. — Nous noterons encore le *scorbut,* maladie d'infection épidémique, produite, comme on le sait, parmi un certain nombre de causes réunies (encombrement, humidité froide, fatigue, peines morales, privations diverses, etc.), en première ligne par la privation de végétaux frais. L'expérience a montré, en effet, que le meilleur moyen de guérir, et surtout de prévenir cette maladie, est le retour à l'usage des végétaux frais, et en particulier du jus de citron (*lime-juice*).

Fièvre typhoïde.— Nous arrivons maintenant à la maladie d'infection la plus commune aujourd'hui, et sur laquelle l'attention des savants se porte quotidiennement : la fièvre typhoïde. Les affirmations de Van den Corput ne sont peut-être pas dénuées de fondement, et le docteur Coustan (*loco citato*) s'exprime ainsi à cet égard :

« N'y aurait-il pas, entre la nature même de la viande, aliment sujet à une rapide décomposition et dont nous ne pouvons pas toujours contrôler le degré de conservation, et certaines maladies infectieuses, un rapport étroit de cause à effet, d'essence zymotique ? »

Déjà Laveran a écrit que plusieurs faits démontrent que les viandes gâtées, putréfiées, favorisent l'éclosion de la fièvre typhoïde. Les préparations de charcuterie altérées, fermentées (boudins, saucisses) ont donné lieu assez souvent, surtout en Allemagne, à de graves accidents (*botulisme*) (1).

(1) Laveran, *Traité des maladies et épidémies des armées*(1874, p. 472).

Ne pourrait-on pas admettre que l'ingestion de viandes souvent nuisibles, leur décomposition dans l'intestin, leur surabondance dans notre régime ordinaire, la monotonie même de cette alimentation, aient pour résultat une auto-infection microbienne ou une irritation de l'intestin, qui se surmènerait mécaniquement ; soit que l'on considère les glandes qui le tapissent pour compléter le rôle de la salive, du suc gastrique et du suc pancréatique (glandes de Lieberkühn et de Brünner) ; soit que l'on envisage celles qui, véritables organes lymphoïdes, ont probablement pour rôle essentiel la formation du globule blanc (plaques de Peyer) ?

Ne pouvons-nous pas voir là une prédisposition manifeste aux altérations anatomiques de la fièvre typhoïde ? Enfin, les deux causes que nous venons d'invoquer ne peuvent-elles pas agir simultanément? Nous n'oublions pas néanmoins que les deux modes d'invasion de la fièvre typhoïde sont l'infection et la contagion : l'homme malade peut en contaminer d'autres ; mais la viande malade ne peut-elle pas avoir infecté l'homme, auteur des cas de contagion? Il est peut-être utile ici de rappeler que la fièvre typhoïde n'a jamais été ni observée, ni provoquée chez les animaux. Je parle, bien entendu, de la fièvre typhoïde avec ulcérations intestinales spécifiques... »

Le Dr Servoles, dans son dernier ouvrage (1), conclut que dans l'affection *dite* typhoïde qu'on observe chez le cheval, *les ulcérations intestinales, qui sont la règle chez l'homme, sont l'exception chez le cheval ;* peut-être, ajoute-t-il, est-ce un effet de la puissance étonnante de son tube digestif, de la solidité de sa muqueuse, *de la nature de son régime* (végétarien).

Il a été noté encore que la fièvre typhoïde ne s'observe

(1) Dr Servoles, la *Fièvre typhoïde chez le cheval et chez l'homme* (ouvrage couronné par l'Académie), 1884.

guère chez les enfants à la mamelle ni chez les vieillards, dont la dentition rend, d'habitude, l'alimentation animale impossible, ou difficile et pénible. Ces derniers, d'ailleurs, n'ont besoin que de réparer des pertes de moins en moins sensibles, et l'on sait que la destruction et l'oxydation des composés complexes qui entrent dans l'organisme sont finalement proportionnés à la somme de force, — presque insignifiante ici, — que le corps dépense.

Il est aussi reconnu que cette maladie d'infection ne sévit pour ainsi dire pas dans les localités montagneuses, où l'on consomme d'habitude peu de viande, à moins qu'elle n'y soit introduite par un immigrant et propagée par voie microbienne, au moyen des eaux polluées au contact de ses déjections fécales. Dans ce cas, elle devient terriblement grave, étant données les mauvaises conditions hygiéniques des habitations de ces villages. Certaines localités de la Montagne Noire en ont déjà donné la triste preuve.

Dans les colonies européennes, en Égypte, les indigènes, qui sont pour la plupart, ainsi que nous l'avons dit, des végétariens par tradition, par goût, par paresse ou par nécessité, connaissent peu cette maladie ; elle frappe cependant les Européens qui y habitent (1), moins toutefois qu'en Europe. Dans les dernières campagnes des troupes françaises à l'extérieur, la fièvre typhoïde a sévi sur les soldats ; tandis que les indigènes, employés en grand nombre dans les convois et vivant au milieu des troupes, n'eurent la fièvre typhoïde ni en Chine, ni au Tonkin, ni en Tunisie. Il en fut de même

(1) Il y a vingt-cinq ans encore, on niait la présence de la fièvre typhoïde aux colonies. On ne la distinguait pas suffisamment bien sous les formes compliquées d'affections locales qu'elle revêtait. Les travaux de Corre, Moursou, etc., ne permettent plus aujourd'hui de douter de son existence dans les pays d'outre-mer, où elle frappe surtout les Européens.

pour les Arabes des côtes de la mer Rouge, qui servaient de convoyeurs aux Anglais dans le Soudan. Ces indigènes sont tributaires du typhus pour une large part, mais non de la fièvre typhoïde.

Il existe dans les hautes vallées des Alpes des fermes qui n'ont rien de modèle : une cour centrale remplie de dépressions débordant de déjections d'animaux et d'hommes, qui n'ont aucun écoulement ; deux ou trois baraques en chaume et pisé, dont le plancher est constitué par de la bouse de vache durcie ; les murs, d'où suintent avec l'humidité la misère et la pauvreté des habitants : tel est le milieu dans lequel vivent, entassés pendant les longs mois d'hiver, hommes et animaux, pêle-mêle. Dans ces taudis infects, on n'a jamais vu la fièvre typhoïde ; il est vrai que les boucheries sont inconnues dans ces hameaux alpestres, et que quelques jambons fumés, suspendus au plafond, constituent la seule provision de viande nécessaire à la consommation des dimanches et solennités.

Il résulte de renseignements puisés à bonne source que jamais la fièvre typhoïde n'a été observée depuis cinquante ans au couvent de la Grande-Chartreuse (Isère); il en est de même à la trappe de Staouëli (Algérie). On connaît la nourriture végétarienne des religieux qui y habitent.

Enfin une note émanant de M. le Directeur du grand séminaire de Bordeaux nous fait savoir « qu'on ne se souvient pas d'avoir eu à soigner des cas de fièvre typhoïde dans cet établissement. » Or le personnel des couvents et des séminaires se compose, si nous ne nous trompons pas, d'hommes de tous les âges, depuis les novices jusqu'aux retraités, depuis les *frères* chargés des travaux pénibles jusqu'aux *pères* adonnés à la vie purement méditative et aux exercices du culte. Ainsi donc, à mesure qu'on s'avance des longitudes où l'on se nourrit généralement de viande (Europe, Amérique) vers les longitudes où l'on se nourrit exclusivement de végétaux (Afrique, Asie, Océanie), on voit la fièvre typhoïde diminuer et disparaître.

Il n'y a pas là d'immunité de race, puisque les hommes de couleur, indemnes chez eux, peuvent être typhoïsés quand ils viennent en Europe, ou même dans leur pays, lorsqu'ils abusent de la nourriture animale (soldats turcs, tirailleurs algériens, etc.). Il n'y a pas non plus d'immunité géographique, puisque l'Européen transporte avec lui, en même temps que son régime alimentaire quotidien invariable, cette prédisposition à la fièvre typhoïde dans des contrées où elle n'existe pas à l'état de maladie endémique ou épidémique, du moins chez les indigènes (Inde, Chine, Afrique). Ces considérations étant admises, comme nous savons que l'âge de prédilection de la fièvre typhoïde est précisément celui où le corps est sur le point d'atteindre son plein développement, de seize à vingt-cinq ans, alors que l'appareil digestif est dans toute la force de sa fonction pour coopérer à ce résultat; étant donné encore que cette maladie attaque surtout les jeunes gens quand ils quittent les petits centres et la campagne pour venir se confiner dans les écoles ou faire le service dans les casernes, ne peut-on pas supposer que la fièvre typhoïde et la lésion spécifique qui la caractérise sont le résultat de l'excès de travail imposé à l'appareil digestif des nouveaux venus, quand on les soumet brusquement à la suralimentation animale, monotone et commune, du restaurant ou de la gamelle? Le tube intestinal de l'homme est disposé de façon à élaborer une nourriture mixte; si on lui demande plus que ne le comportent sa texture anatomique et ses forces, il y aura évidemment surmènement. Il résulte, d'ailleurs, d'observations faites sur des sujets porteurs de fistules stomacales ou d'anus contre nature, que les végétaux sont retenus bien moins longtemps que la viande dans l'appareil digestif; d'où la division ancienne, et peu scientifique, en aliments lourds (viande) et aliments légers (végétaux).

Nous pourrions développer davantage cette première partie du quatrième chapitre ; mais, comme les documents précis sont rares à ce sujet, nous ne voulons pas rester plus longtemps sur le terrain des hypothèses.

B. — MALADIES ATTRIBUÉES AU RÉGIME VÉGÉTARIEN

Nous allons nous occuper des maladies attribuées par les auteurs à l'abus du régime végétal.

« Si nous sommes d'avis, dit le professeur Guès, que le riz peut subvenir, presque à lui seul, à l'alimentation de l'homme, ce n'est point que nous ne trouvions à ce régime exclusif aucun inconvénient, même dans les conditions de climat où il se montre le plus favorable ; assurément, mieux vaut joindre au riz une certaine quantité de principes albuminoïdes, et surtout d'aliments animaux par leur origine. »

Décadence ethnique. — Mais ce judicieux observateur, qui a voyagé dans l'Inde, n'admet pas que le riz ait préparé l'asservissement de l'Inde, la décrépitude de ses habitants.

Quelle que soit, en effet, la pauvreté d'une alimentation oryzée presque exclusive, elle serait peut-être encore suffisante si elle était libéralement donnée ; mais, dans cette Inde immense, des sécheresses excessives, faisant manquer la récolte, tarissent les approvisionnements et donnent naissance à des famines qui font des millions de victimes et laissent les survivants dans un état de misère physiologique extrême.

Enfin les mœurs, les habitudes, la religion, le fatalisme musulman, entrent aussi pour quelque chose dans la décadence des Indiens.

Dégénérescence crétacée des artères. — Gubler, dans un travail sur l'influence du régime végétal dans la dégénérescence crétacée des artères, a démontré que, d'une part, il ne peut fournir les 7 et 8 grammes de fer nécessaires aux phénomènes de l'hématose ; d'autre part, il introduit dans l'économie un excès de sels minéraux, de sels calcaires en particulier.

Noël Guéneau de Mussy a observé chez les femmes de la campagne, en raison de la prédominance du régime végétal, une émission de 6 à 8 grammes de phosphates calcaires en un jour, tandis que celles de la ville n'émettent que de 1 à 4 gr. (Husson).

Reymond a observé dans un couvent de moines légumistes de nombreux cas d'athérome, et le médecin de marine Treille a fait la même observation chez les habitants de Calcutta et de Bombay (oryzophages). « Ainsi, dit M. Monin, en rouillant le système vasculaire, le régime vieillira l'individu, s'il est vrai qu'on ait l'âge de ses artères. »

Les végétariens anglais ont riposté à ce coup droit : « Personne ne meurt actuellement, disent-ils, sans présenter des signes évidents de dégénérescence artérielle, et peu de gens atteignent leur quarantième année sans être quelque peu atteints. Cette maladie n'est pas rare dans le jeune âge, et chez les tout jeunes enfants qui meurent d'atrophie ou de marasme, on la rencontre presque toujours ; il semble donc que cette dégénération des tissus, cette demi-mort de quelqu'un de nos organes, soit terriblement plus fréquente qu'on ne pense. » Comme la consommation de la nourriture est aussi plus commune, il doit y avoir de plus grandes causes à cette maladie que celle que le professeur Gubler a assigné.

Il existe plusieurs formes de dégénérescence; et, tandis que les causes d'un certain nombre d'entre elles sont très-obscures, d'autres sont évidemment dues à une nourriture vicieuse. Plusieurs formes coexistent fréquemment et semblent n'être que les étapes d'un même processus, qui donne l'espoir que, lorsque l'on évite l'une, on peut éviter l'autre.

Une forme de dégénérescence est due au manque de matériaux salins. Les physiologistes ont beaucoup insisté sur le carbone et l'azote des aliments, et beaucoup moins sur les autres éléments qu'ils contiennent et qui sont également essentiels à la vie ainsi qu'à la santé. Plusieurs de ces éléments sont solubles et aussi extrêmement exposés à être perdus pour l'alimentation, en passant par des préparations culinaires inintelligentes ou mal surveillées. D'autres résident surtout près de la cosse ou de la peau des végétaux, qu'un faux goût a exclues de nos tables.

Les analyses du foie et des autres organes vitaux après la mort montrent que dans certains états pathologiques ces organes contiennent seulement la moitié de certaines matières salines qui sont invariables dans les organes sains. Ce n'est pas tout, mais ces organes sont impropres à exécuter leurs fonctions en proportion de cette diminution des matériaux salins.

En fait, de même que l'organe change son tissu, comme le fait chaque partie du corps, et est contraint à se renouveler lui-même en l'absence d'une quantité suffisante de potasse et de phosphate, il fait de son mieux pour préserver sa forme et sa structure.

Il se refait lui-même le mieux qu'il peut, avec les mêmes matériaux que comporte son tissu; mais, comme il ne trouve dans certaines conditions que des quantités insuffisantes de matériaux salins, un tel tissu, s'il est utile à la conservation de la forme, de l'élasticité et de la contractilité, est aussi impropre à la sécrétion et à l'excrétion qu'un foie fossile.

Non-seulement le foie, mais encore les reins, la rate, le cerveau et les petits vaisseaux sanguins, dans chaque partie du corps, participent à cette dégénération des tissus.

Lorsque les légumes sont trempés dans l'eau froide pour se conserver frais, lorsqu'ils sont blanchis dans l'eau chaude pour plaire davantage aux yeux, ou lorsqu'ils sont bouillis et que leur eau de cuisson est jetée, ce que nous mangeons est un résidu peu nourrissant, les matières salines solubles ayant été presque entièrement extraites. Que reste-t-il? Surtout les sels les moins solubles de chaux et de magnésie : justement les éléments si abondants dans la dégénérescence crétacée des vaisseaux.

La potasse est l'élément alcalin du tissu vivant; son absence est une grande cause de scorbut, ainsi que de dégénérescence amyloïde, et peut-être crétacée.

Les pommes de terre, pelées, trempées et bouillies dans beaucoup d'eau, contiennent seulement environ 21 grains de potasse à la livre, et 37 si elles sont bouillies dans leur peau.

La peau fournit quatre fois plus de potasse que le centre de la pomme de terre.

Les choux et tous les légumes à feuilles perdent encore davantage, car l'eau pénètre dans toutes leurs parties.

On voit donc que la préparation des aliments végétaux joue un rôle très-important dans leur pouvoir nutritif.

En résumé, les végétaux de toute espèce doivent être préparés sous forme de soupes seulement, car l'eau entraîne les parties du végétal qui sont de meilleure qualité nutritive, tandis que la partie solide qui reste ne représente qu'une quantité souvent peu nourrissante.

D'après les auteurs anglais, les dyspeptiques, qui prétendent ne pas pouvoir manger de végétaux, trouveront excellente une soupe composée avec les légumes passés et d'une valeur nutritive de beaucoup supérieure pour eux à celle des végétaux bouillis eux-mêmes.

Bouchardat l'a écrit aussi : « Suivant que le riz sera bien ou mal cuit, il constitue un aliment léger, nourrissant, d'un goût agréable, ou une masse lourde, indigeste, répugnante.

Chacun ne souffre pas également de la pauvreté des aliments en matières salines : les uns deviennent rapidement malades, tandis que d'autres ont une organisation telle qu'ils ne semblent pas trop souffrir de cette privation.

Diathèse rhumatismale et goutteuse. Maladies du cœur.— Ceux qui en souffrent le plus sont ceux qui sont atteints d'une diathèse rhumatismale, parce qu'il y a chez eux une tendance congénitale à la formation d'acide urique et d'autres composés toxiques dus à une mauvaise assimilation.

Les expériences faites sur l'homme ont montré que la potasse, et spécialement ses sels organiques, ont une propriété puissante pour dissoudre et chasser du corps les poisons du sang (*blood-poisons*) que l'on rencontre chez les goutteux et chez les rhumatisants. C'est pourquoi les sujets de cette catégorie, exposés à la diminution de matières salines (*saline starvation*), sont très-exposés à contracter des dyspepsies, des névroses, des névralgies, la sciatique, le lombago, la gravelle, les maladies du cœur et les productions calculeuses.

Il y a des aliments particulièrement riches en sels de potasse, et, pour l'instruction des personnes qui en manquent ou qui sont exposées à en manquer, il peut être utile de les connaître ainsi que de savoir la manière de les utiliser.

Le plus commode et le plus rapide à préparer de ces aliments, au dire des végétariens anglais, est le *thé de son*. Il est aisé de s'en procurer partout, d'en faire une forte infusion et d'en distribuer une large dose par personne.

Il serait spécialement riche à la fois en potasse et en phosphates solubles, les deux plus importants et les plus sujets à diminution des sels de l'économie, comme on le verra dans le tableau suivant (1).

	Grammes de potasse et de phosphate par livre de :	
	potasse	acide phosphorique
Son	3,81	8,47
Fèves	3,30	2,26
Farine de lin	2,98	3,73
Pois	2,81	2,52
Fleur de riz	1,86	2,43
Têtes de chou	1,77	0,57
Fleur d'orge	1,66	2,72
Pommes de terre	1,60	0,51
Betteraves	1,23	0,22
Farine d'avoine	1,20	1,57
Carottes	0,91	0,31
Navets	0,86	0,31

Augmentation ou diminution de globules. — Il résulte encore des recherches du Dr Polychrone, cité par Husson, que le régime végétal exclusif détermine une augmentation de globules blancs et une diminution de globules rouges du sang.

Béribéri.— Il est une affection commune dans l'Inde, et caractérisée surtout par une anasarque à marche plus ou moins rapide, le *béribéri*, que J. Rochard (2) a attribuée à l'usage exclusif du riz, au défaut de viande, dans l'alimentation. Il est vrai que Tiedemann a produit des hydropisies chez des ani-

(1) Nous ne parlons que pour mémoire du *thé de son*, n'ayant jamais eu l'occasion d'en apprécier, comme les Anglais, les effets nutritifs.

(2) *Dict. encycl.*, art. Bér béri.

maux exclusivement nourris de féculents ; néanmoins Guès ne pense pas que l'on doive accuser uniquement le riz de produire cette maladie, et plus tard J. Rochard, dans un autre travail(1), a reconnu que l'étiologie du béribéri peut être trouvée dans d'autres causes que la nourriture oryzée.

Maladies de la vision. — On a aussi accusé le riz de produire progressivement la cécité, l'héméralopie, chez des gens qui se nourrissent imparfaitement de riz ; l'anémie, ainsi que les œdèmes sous-rétiniens du béribéri, expliquent suffisamment ces lésions fonctionnelles ou organiques.

Diarrhées cholériformes. — Tyller les attribuait à l'usage du riz atteint par un parasite, l'urocystis ; mais, si Hallier a rencontré l'urocystis dans les selles des cholériques, Hayem et Raynaud, pas plus que Renauld et A. Kelsch n'ont rien vu de semblable : des ferments spécifiques auraient été pris pour les cellules lymphatiques proliférées.

Ergotisme. — L'ergotisme est une affection que l'on rapporte à l'usage alimentaire du seigle ergoté. Nous savons que quelquefois ses symptômes se bornent à des vertiges, des spasmes, des convulsions (ergotisme convulsif, *convulsio ab ustilagine*, Wepfer ; *raphania*, Linné) ; mais le plus souvent il survient un engourdissement des pieds et des mains, qui se flétrissent et perdent le sentiment et le mouvement, et se séparent du corps par la gangrène sèche (ergotisme gangréneux, *necrosis ustilaginie*).

Pellagre. — D'après Balardini, Costallat, la pellagre serait une intoxication lente résultant de l'usage du maïs en-

(1) *Coup d'œil sur les maladies épid. (Arch. de méd. nav.*, 1871.)

vahi par le *verdet* ; Costallat distingue la pellagre de la *flema salada* des Espagnols, qui est due à la carie des céréales (carie, champignon parasitaire, *tilleha caries* de Tulosne ; *ustilago caries, urdo caries* d'autres auteurs).

Amb. Tardieu pense que le verdet est la cause unique de la pellagre. Mais, avec Bouchardat, il croit que d'autres céréales que le maïs peuvent être aussi envahies par le verdet.

Gintrac est du même avis.

Nous rappellerons que cette maladie se manifeste d'abord par des symptômes du côté de la peau, suivis d'altérations graves de la muqueuse digestive et de ses fonctions, puis de troubles du système nerveux central.

Elle est surtout commune chez les Milanais et les Piémontais, dans les Landes, dans quelques contrées des Pyrénées et dans certaines parties de l'Espagne.

Acrodynie. — L'acrodynie a été rapprochée avec raison des affections pellagreuses et considérée comme étant due à un épiphyte vénéneux. Elle a régné épidémiquement à Paris, en 1828 et 1829, et ses symptômes consistaient en fourmillements et douleurs plus ou moins vives aux pieds et aux mains, avec altération de la sensibilité et de la motilité ; troubles plus ou moins grands des fonctions digestives, irritation de la conjonctive et de tout l'appareil cutané, insomnie, etc.

E. Vidal, l'auteur de l'article Acrodynie du *Dictionnaire encyclopédique des sciences médicales* (1861), conclut que le désaccord le plus complet règne parmi les auteurs sur les causes de cette affection. Cependant, la plupart attribuent à l'humidité une certaine influence.

Dans l'épidémie de 1844, en Belgique, Tosquinet incrimine la vie sédentaire comme cause prédisposante. Tous les employés ou détenus d'une prison où il y eut 160 cas, qui vivaient au dehors, furent épargnés.

Barudel (Lyon), cite l'excès de fatigue comme cause principale.

Cayol, recherchant la cause dans les céréales pendant l'épidémie de 1829, explique que la manutention de Paris fournissait le pain à tous les militaires de toutes les casernes, et que quelques-uns seulement furent atteints.

Chaumel (*Journal analytique de médecine*, 1826) conclut que les causes de cette affection sont tout à fait inconnues, et qu'il est bien établi que ni les lieux, ni les aliments, n'ont aucune influence sur son développement.

L. Desnos, auteur de l'article Acrodynie du *Dictionnaire* de Jaccoud, estime aussi que la plus grande réserve doit être apportée dans le jugement prononcé sur l'influence de l'altération des céréales, en tant que cause de l'acrodynie.

On a voulu aussi rattacher à l'altération des céréales certaines maladies encore mal connues, en tout cas très-confuses dans leur description, telles que le mal de crampe, le mal des ardents, l'érythème épidémique, l'érythème exfoliatif (1), etc.

De l'avis des hommes compétents, il est encore trop tôt pour se prononcer sur la valeur de ces assertions.

Lathyrisme. — Dans ces dernières années, des discussions intéressantes ont eu lieu à l'Académie de médecine, auxquelles ont surtout pris part Leroy de Méricourt, J. Rochard, au sujet d'une maladie particulière observée principalement en Algérie et sous les tropiques, à laquelle on a donné le nom de *lathyrisme*.

On ne trouve à ce sujet rien ou presque rien dans les auteurs spéciaux.

Des épidémies de cette maladie ont été décrites cependant

(1) L. Collin, *Maladies épidémiques*.

dans le *Recueil des mémoires de médecine militaire française*, et ont été observées particulièrement à Sétif (province de Constantine), chez des Arabes qui avaient fait usage de certaines céréales avariées.

Raphanie. — Si nous ajoutons à cette liste la *raphanie*, maladie convulsive douloureuse des membres, semblable à l'ergotisme, jadis assez commune en Allemagne, qu'on attribuait à une altération du pain par une crucifère, le *Raphanus raphanistrum*, mêlée au blé, et qui consiste en une contracture des extrémités, nous aurons, à peu de choses près, épuisé la liste des maladies d'alimentation attribuées, ou soi-disant attribuables pour la plupart, à l'usage d'une nourriture végétale.

Étant donnée leur rareté, nous pouvons conclure, sans être taxé de parti pris, que le rôle pathogénique de la viande est beaucoup plus important que celui des végétaux.

Après avoir énuméré les maladies que les auteurs croient devoir rapporter avec plus ou moins de raison à l'abus du régime végétal et les maladies que les adeptes de ce régime, les Anglais surtout, croient pouvoir éviter en le pratiquant, nous allons résumer maintenant les faits réellement acquis sur cette maladie.

Il est certain qu'avec une distribution plus large d'oxygène et de soleil, un peu plus d'exercices de corps et beaucoup moins de gymnastique intellectuelle, nos muscles seraient plus puissants. On voit tous les jours, surtout dans les villes, où l'existence matérielle est plantureuse et où le luxe de la table passe avant tous les autres, à Bordeaux, par exemple, un grand nombre d'enfants de douze à quinze ans démesurément gras, beaucoup d'adolescents obèses et trop d'hommes de quarante à quarante-cinq ans qui sont enlevés à la fleur de l'âge, dans des proportions anormales, par la goutte ou l'apoplexie, ainsi qu'il résulte des recherches savantes du professeur d'hygiène de Bordeaux, le docteur Layet (1).

Nous nous en tenons pour le moment à cette appréciation générale, nous réservant de la développer au chapitre Conclusion, qui termine ce travail.

(1) Dr Layet, *Revue sanitaire de Bordeaux et du Sud-Ouest*, 1884, 1885.

CONCLUSIONS

Est-il permis de tirer des conclusions précises de cette étude, peut-être trop longue, étant donnée l'incertitude qui caractérise la plupart des faits qui y sont consignés, surtout dans l'ordre physiologique?

Nous exprimerons d'abord la conviction que la chimie biologique n'a pas dit ici son dernier mot, et qu'en matière de ration physiologique alimentaire, il reste encore des inconnues à dégager du grand problème de l'assimilation. N'en est-il pas de même dans le domaine des phénomènes nerveux, comme l'ont prouvé, dans ces dernières années, les faits remarquables observés dans l'ordre des suggestions?

Nous sommes de ceux qui pensent que les animaux qui vivent sur la terre, les poissons des mers et des cours d'eau, les oiseaux, ont été placés sur la terre pour subvenir, à un moment donné, à la subsistance de l'homme, au même titre que les innombrables végétaux qui émergent de son sein, et dont la plupart possèdent des vertus alimentaires importantes encore inconnues, comme le démontrent tous les jours les découvertes des voyageurs et des savants.

Dans tel pays, comme l'Irlande, où le règne végétal est et sera toujours en état de rachitisme, les populations n'ont pour ressource alimentaire que les animaux et les oiseaux aquatiques ; dans les déserts, où l'herbe est encore une chose rare et que les tribus nomades délaissent pour mener paître leurs troupeaux sur les hauts plateaux couverts d'*alfa* et de *drinn*, les Arabes vendent leurs bêtes maigres aux habitants des villes et se nourrissent des dattes ou du froment qu'ils achètent dans les oasis avec le prix de leurs bestiaux.

Ailleurs, dans le centre de l'Afrique, les naturels, aussi sauvages qu'aux temps primitifs, paresseux à l'excès, ne voulant pas ou ne sachant pas demander à la terre, par leur travail, les biens qu'ils en retireraient, vivent de la chair des animaux qu'ils tuent, quelquefois même de celle de leurs semblables.

L'homme, armé par son industrie pour se défendre contre la dent des animaux, souvent beaucoup plus forts que lui, devait rationnellement faire usage de leur chair pour pourvoir à sa subsistance, et affirmer son droit de vivre avant tous les autres êtres de la création.

Ceci admis, il devait rencontrer tous les éléments réparateurs d'un organisme vivant et constamment en état de dépense physiologique, en quantités et en qualités variables, chez les animaux et chez les végétaux (grains, légumes, fruits, etc). Mais il s'est trouvé que de chaque côté les *phytophages* et les *sarcophages* en sont arrivés, par leur exclusivisme obligé ou simplement par leurs préférences personnelles, à faire dominer dans leur régime, en Europe et en Amérique, la diète animale, et dans les autres parties du monde la diète végétale.

Les jugements que portent les auteurs les plus compétents sur la question que nous avons traitée dans ce travail sont dissemblables, comme il fallait s'y attendre.

Selon Deligny (*loco citato*), il faut compter avec les exigences de la vie sociale, les occupations, les goûts individuels. Telle serait la façon dont la question du végétarisme doit être posée.

Nous parlons, bien entendu, du végétarisme dans toute sa pureté d'application, et non des théories mixtes qui préconisent, dans l'alimentation, une large part donnée à l'alimentation végétale.

« Devant ces derniers je m'incline, dit Deligny ; mais je crois qu'il faut discuter les exagérations du système, aller au fond de la question, ne pas se laisser séduire par des analyses trompeuses, et compter avec les difficultés du moment, qui n'existaient pas dans les anciens temps frugivores. »

Dans son travail sur l'*Evolution alimentaire*, Rouxel estime qu'à l'aurore de notre planète, ses habitants étaient frugivores, mais que sans doute, par suite de cataclysmes suivis de famines, l'homme fut obligé de se nourrir de viande ; au début, il la mangea crue, et, comme il lui trouva un mauvais goût, il commença à la faire cuire.

Les inconvénients attribués à cette évolution par Deligny sont les suivants :

1° Cette nourriture est moins saine que la végétale ;

2° Les assaisonnements qu'on est obligé d'y joindre excitent l'appétit au delà du besoin réel et poussent aux excès de table (boire et manger) ;

3° Ces mêmes assaisonnements émoussent le sens du goût, ce qui oblige à en augmenter de plus en plus la dose et la force.

Il résulte de ces causes un grand nombre de maladies des voies digestives, de la peau, de tous les organes.

Ce fut une bonne aubaine pour le médecin, ajoute Deligny, que l'introduction de la viande dans l'alimentation des hommes.

Et, comme conclusion : Ce que nous pouvons dire de mieux, c'est que le travail corporel modéré est le meilleur de tous les assaisonnements, mais le plus négligé, et que le régime le plus simple, le végétal, est aussi le plus sain pour le corps et pour l'esprit. Heureux ceux qui savent, peuvent et veulent s'en contenter !

Les travaux remarquables de Berthelot et André, de Chevreul (1), ont complétement démontré la richesse des végétaux en principes immédiats azotés, matières albuminoïdes, salpêtre; expliqué les réductions qui donnent naissance à ces formations et montré les organes des végétaux où elles s'opèrent.

Il n'y a donc plus à mettre en cause la valeur alimentaire des végétaux connus et de beaucoup d'autres dont on reconnaît tous les jours les vertus nutritives. Mais ce dont il faut bien être pénétré, c'est que le problème que nous étudions est complexe, et que chaque jour nous réserve une nouvelle surprise. Aussi ne faut-il pas s'étonner si Husson (de Toul), dans l'intéressante étude que nous avons citée, se basant sur la complexité de cette question, a posé ces conclusions :

« Au point de vue de l'hygiène, on peut définir la ration normale d'un repas : la quantité d'aliments sains contenant l'azote et le carbone assimilables nécessaires à l'entretien de la vie sous une forme telle, que le travail de la digestion stomacale s'opère en quatre heures sans fatigue.

» On comprend que, suivant les circonstances, on devra avoir recours pour cela, tantôt à l'usage exclusif de l'alimentation animale ou végétale, tantôt à un régime mixte, dans lequel la viande et les légumes entreraient dans des proportions variables. »

Pour nous, après avoir médité tout ce que nous avons lu ou vu sur ce sujet, nous croyons pouvoir, en terminant, résumer ainsi des conclusions qui nous paraissent acceptables :

1° Les maladies attribuables à l'alimentation animale sont plus nombreuses et plus cliniquement démontrées que celles dont on incrimine l'alimentation végétale.

2° Un régime végétarien pur, c'est-à-dire ne se composant

(1) La *Vie végétale*. — Dr Bouchardat, *Journal d'hygiène*, 1885.

que de fruits, grains ou légumes, suffit à entretenir la vie dans les pays intertropicaux. Nous pensons qu'on pourrait arriver au même résultat en Europe, à la condition de ne suivre ce régime que lorsque le corps a atteint son complet développement et qu'il n'y a plus qu'à entretenir ce qu'on pourrait appeler le « roulement physiologique normal. » Dans la convalescence des maladies, il ne suffirait *probablement* pas.

3° Un régime végétarien se composant de végétaux, beurre, œufs, lait, fromage, c'est-à-dire d'aliments dérivés des animaux sans être pourtant de la viande, doit suffire dans *toutes les circonstances de la vie*, à *tous les âges*, dans *tous les pays*, à la nutrition de l'homme.

4° A notre époque, et sous nos latitudes, les classes aisées *font abus de viande*. Un régime mixte (légumes et viandes) est ce qu'il y a de plus approprié à nos habitudes, à nos climats, à nos mœurs, *mais à la condition de renverser les proportions actuelles des préparations culinaires usuelles*, c'est-à-dire de voir sur nos tables deux plats de légumes et un seul de viande à chaque repas, au lieu de faire figurer sous les noms d'*entrée* et de *rôti* deux plats de viande, accompagnés d'un léger plat de légumes, auquel on ne touche pas le plus souvent.

Nous pensons encore que l'ouvrier pourrait, comme le paysan, consommer moins de viande; au lieu de dépenser le plus clair de son avoir pour se procurer une livre de viande qui, partagée entre toute la famille, ne constitue pour chaque membre qu'une portion infiniment petite, ou quelque morceau de charcuterie suspecte, il pourrait obtenir avec la même somme une quantité considérable de légumes ou de végétaux nourrissants, de pain, de lait ou de fromage.

5° Les végétaux destinés à l'alimentation doivent être consommés avec leur eau de cuisson; sinon, la plupart des matériaux salins nécessaires à la réparation qu'ils renferment sont perdus pour l'assimilation.

6° De même que le bœuf d'Afrique, petit et maigre, ne ressemble en rien, comme qualité, au bœuf de Normandie, les végétaux sont plus ou moins utilisables pour l'alimentation, et renferment plus ou moins de matières nutritives, suivant le milieu où on les cultive et la façon dont on les fait venir.

7° Au point de vue économique et social, la restriction de l'usage de la viande et la consommation plus grande de végétaux vraiment nutritifs, en limitant les dépenses excessives des travailleurs, favoriseraient l'aisance dans cette classe intéressante.

Les nouveaux besoins de l'agriculture, nés de cette évolution alimentaire, dépeupleraient les villes en faveur des campagnes. Le physique et le moral auraient tout à y gagner.

BIBLIOGRAPHIE

1827. Chomel. — Journal analytique de médecine.

1857. Payen. — Substances alimentaires.

1867. Coustan. — Hygiène d'un convoi d'immigrants indiens au lazaret de l'île Bourbon (Thèse de Montpellier).

1871. J. Rochard. — Coup d'œil sur les maladies épidémiques (Arch. de méd. nav.).

1871. J. Rochard. — Dict. encyclop. (art. Béribéri).

1874. Gauthier. — Chimie appliquée à la physiologie et à l'hygiène (t. I. p. 49).

1877. Dr Jobet. — Étude sur le riz (Thèse de Montpellier).

1879. Heissen. — Méthode pour cultiver l'*Edulis candidus agaricus* de Linné (Bruxelles).

1881. J. Arnould. Nouveaux Éléments d'hygiène.

1881. Mme Algernon Kingsford. — Avantages du végétarisme (Thèse de Paris).

1881. Mme Algernon Kingsford. — Bulletin de la Société française d'hygiène.

1883. The Ethics of diet, par Howard Williams, M. A. (superior edition, London).

1883. M. de Colleville. — De la Nourriture au point de vue de l'écomie publique et privée. (Congrès sanitaire de Brighton.)

1883. Van den Corput. — Bulletin de l'Académie de médecine de Bruxelles, p. 461. Etiologie du cancer.

1884. Boens. — Discussion relative à l'inspection des viandes. (Bulletin de l'Académie de médecine de Bruxelles, p. 183.)

1884. Servoles. — La Fièvre typhoïde chez le cheval et chez l'homme. (Ouvrage couronné par l'Académie.)

1885. Dr Deligny. — Le Végétarisme au point de vue hygiénique et thérapeutique. (Journal d'hygiène, pp. 105, 118.)

— Dr de Pietra-Santa. — Boulangerie ou Boucherie. (*Id.*, p. 113.)

1885. Dr Cacheux. — Journal d'hygiène, p. 126.
— Dr Bouchardat. — La Vie végétale (*Id.*, p. 133).
— Dr Rouxel. — Évolution alimentaire (*Id.*, p. 121).
— Dr Deligny. — Réponse à MM. Caheux et Rouxel (*Id.*, p. 181).
— Husson (de Toul). — L'Alimentation végétale au point de vue de l'hygiène et de l'économie domestique (*Id.*, p. 345).
1884-85. Layet. — Revue sanitaire de Bordeaux et du Sud-Ouest.
1885. Gazette hebd. des sc. méd. de Montpellier, 15 avril 1885.
1885. Coustan. — Le Végétarisme et la Fièvre typhoïde (Revue d'hygiène de Bordeaux et du Sud-Ouest).
— Littré et Robin. — Dict. de méd. et de chir.
— Dechambre. — Dict. encyclop., article Aliments (Coulier).
— Rochard. — Id., article Bériberi.
— Colin. — Maladies épidémiques.
— Guès. — Dict. de Jaccoud, article Riz.
— Société végétarienne de Londres. Documents communiqués.

www.ingramcontent.com/pod-product-compliance
Ingram Content Group UK Ltd.
Pitfield, Milton Keynes, MK11 3LW, UK
UKHW022103170726
13837UKWH00003B/1065

9 782329 235592